Gesund mit Hanf & CBD

Dr. Patricia S. Purker

Gesund mit Hanf & CBD

maudrich

Hinweis

Die in diesem Buch enthaltenen Informationen, Rezepte und Methoden dienen als Beispiele für allgemeine Anwendungen von Nutzhanf und Cannabidiol (CBD) an gesunden Erwachsenen. Alle Inhalte wurden sorgfältig zusammengestellt und geprüft. Die Anwendung der Rezepturen ist stets achtsam und individuell abzuwägen und erfolgt auf eigene Verantwortung. Zusätzliche Beratung für die Anwendung von CBD erhalten Sie bei der Ärztin/beim Arzt oder bei der Apothekerin/beim Apotheker Ihres Vertrauens. Die in diesem Buch enthaltenen Informationen ersetzen im Krankheitsfall nicht das Aufsuchen von medizinischem Fachpersonal. Alle Angaben in diesem Buch erfolgen ohne Gewähr, eine Haftung der Autorin bzw. des Verlages ist daher ausgeschlossen.

Konsultieren Sie bei Beschwerden eine Ärztin oder einen Arzt und finden Sie gemeinsam die beste Behandlung. Alles Gute!

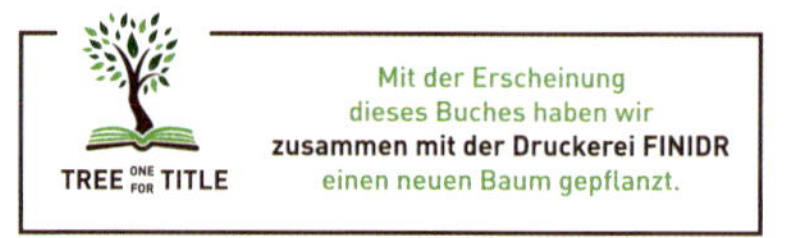

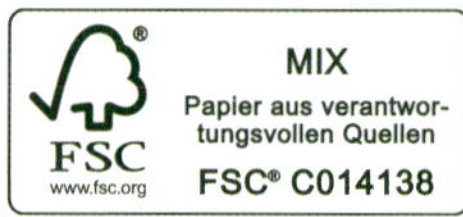

Bibliografische Information der Deutschen Nationalbibliothek
Die Deutsche Nationalbibliothek verzeichnet diese Publikation in der Deutschen Nationalbibliografie; detaillierte bibliografische Daten sind im Internet über http://dnb.d-nb.de abrufbar.

Typografie und Satz: Hannes Strobl Satz·Grafik·Design
Umschlagbild und Foto der Autorin: © Patrick Prucha, save-the-moment.com photography
Fotos Innenteil: S. 16, 24, 29, 36 & 38, 41, 47: stock.adobe.com, Hanf-Grafik: istockphoto.com
S. 6, 13, 14, 15, 17, 40, 66 und 70: © Dr. Patricia Purker, alle übrigen: © Patrick Prucha
Druck: finidr
Printed in the E.U.
ISBN 978-3-99002-123-1
e-ISBN 978-3-99111-343-0

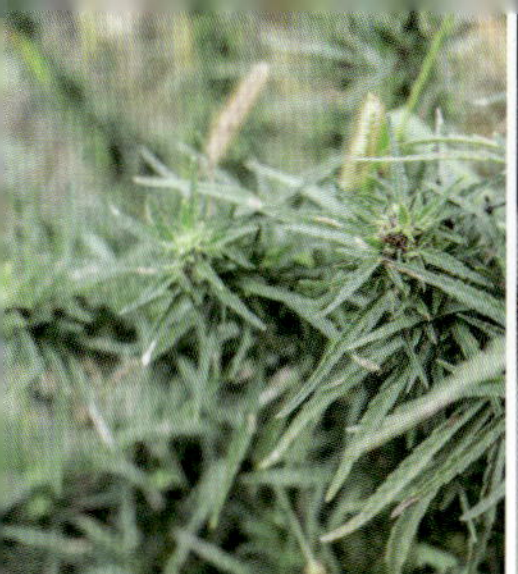
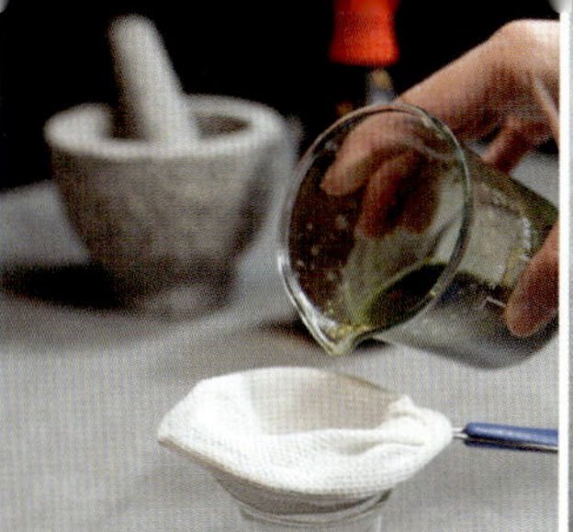
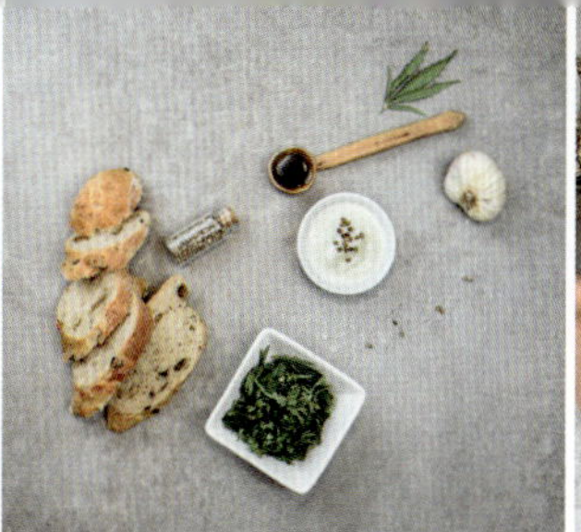
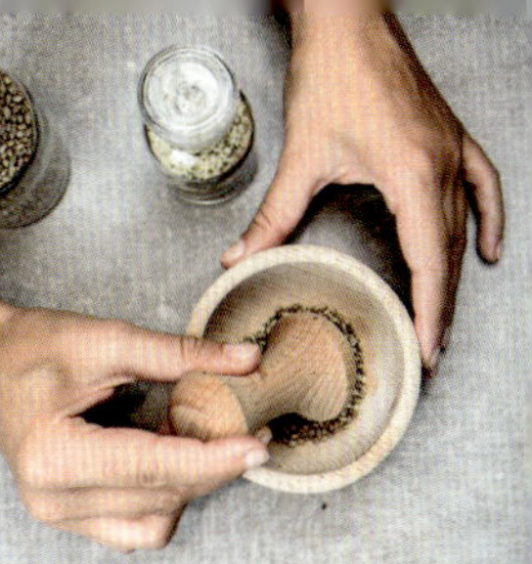

INHALT

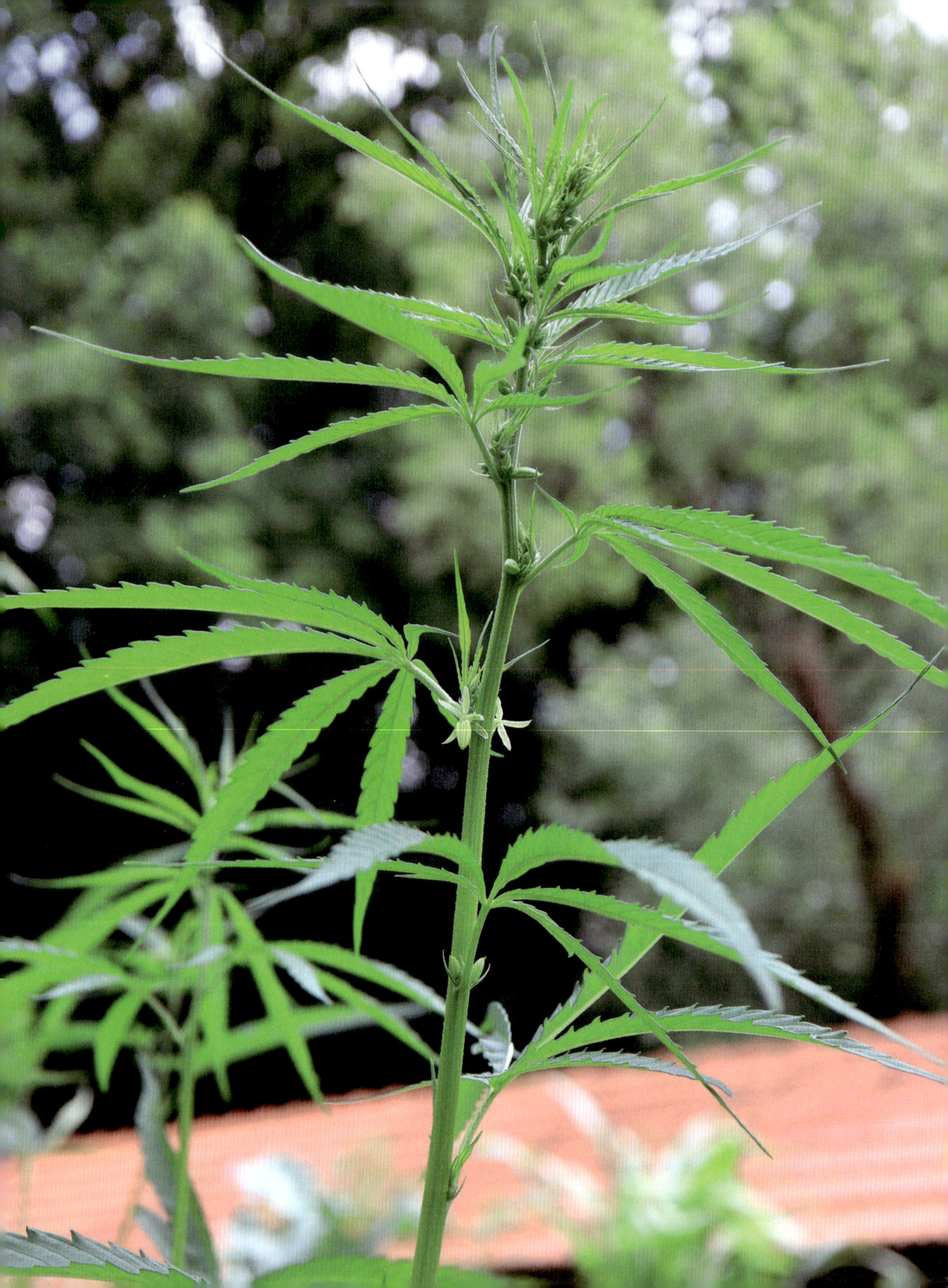

VORWORT

Im Rahmen einer naturheilkundlich orientierten Ganzheitsmedizin erfreut sich eine Therapie mit CBD mittlerweile großer Beliebtheit. Es ist einerseits der Wunsch vieler PatientInnen, ein alternatives Behandlungskonzept vor allem bei chronischen Erkrankungen zu erlangen, andererseits sind es aber auch unberechtigte Sensationsmeldungen, die Neugierde und unerfüllbare Hoffnungen vermitteln.

Im Kontext zwischen unberechtigter Hoffnung und einer effektiven Wirksamkeit sind objektive Informationen gefordert. Das vorliegende Buch von Frau Dr. Purker bietet hier eine gute Möglichkeit, sich auch als medizinischer Laie umfassend über Wirkung und Anwendungsmöglichkeiten von CBD zu informieren.

In meinem Gesundheitszentrum werden CBD-Produkte erst nach umfassender Krankheitsanamnese und nach eingehender Untersuchung verordnet. Der Bezug der entsprechenden Präparate erfolgt ausschließlich über Apotheken, denn nur hier kann sicher gewährleistet werden, dass der sogenannte THC-Anteil nicht den geforderten Grenzbereich übersteigt und die Konzentration des Cannabinoids verlässlich und einheitlich ist. Die von mir favorisierte Darreichungsform sind dabei Tropfenlösungen in unterschiedlicher Konzentration, da diese individuell dosiert werden können.

Cannabinoide greifen in viele Vorgänge des Stoffwechsels und des Nervensystems ein. Damit lassen sich etwa Entzündungsprozesse reduzieren. Schlafstörungen, Ängste und Stimmungsschwankungen sind aus meiner Sicht führende Indikationen für den Einsatz, und auch Schmerzen lassen sich oft positiv beeinflussen.

Inwieweit auch weitere schwerwiegende Erkrankungen von einer Therapie mit CBD profitieren, das bleibt zunächst verlässlichen wissenschaftlichen Studien vorbehalten. In der Erfahrungsmedizin werden jedoch bereits jetzt auch von mir vielfältige positive Effekte beobachtet, so z. B. bei der Fibromyalgie, der Multiplen Sklerose, bei Kopfschmerzen und Migräne sowie bei chronisch entzündlichen Prozessen.

In jedem Fall aber sollte eine dauerhafte Therapie immer erst nach Rücksprache mit einem erfahrenen Therapeuten oder einer erfahrenen Therapeutin begonnen werden, der/die einerseits die Indikation zur Anwendung bestätigen sollte, andererseits die geeignete Dosis festlegt und bei unerwünschten Nebenwirkungen angemessene Korrekturen vornimmt. Denn auch naturheilkundliche Präparate, wie CBD eines ist, lösen relevante Eingriffe in die menschliche Homöostase aus, was die therapeutisch Verantwortlichen zu einer hohen Sorgfalt verpflichtet.

Dr. med. Johannes Albrecht Moslehner

Facharzt für Innere Medizin, Gesundheitszentrum Med-Vital,
Going am Wilden Kaiser

VORWORT

Cannabis wird seit Jahrtausenden als Heilpflanze angewandt. Ihr medizinisches Potenzial ist seit langem bekannt. Seit den 1990er-Jahren, als man das endogene Cannabinoid-System und die körpereigenen Cannabinoid-Rezeptoren entdeckte, ist das wissenschaftliche und therapeutische Interesse an der Pflanze wieder stetig gewachsen.

Cannabidiol (CBD) unterliegt als Reinsubstanz nicht den gleichen suchtmittelrechtlichen Bestimmungen wie Dronabinol. Dronabinol wird derzeit in der Medizin nicht als Erstbehandlung, sondern ergänzend eingesetzt, wenn andere Medikamente nicht den erwünschten Effekt erzielt haben. Dies etwa bei folgenden Beschwerden:

- Erbrechen und Übelkeit im Zusammenhang mit einer Krebs- bzw. Chemotherapie
- Appetitlosigkeit und krankhafter Gewichtsverlust bei Krebs und AIDS
- Spastizität und spastische Schmerzen aufgrund Multipler Sklerose oder Rückenmarksverletzungen
- chronisch neuropathische Schmerzen
- Zusatztherapie bei Opioid-Therapie

Cannabis ist nicht gleich Cannabis, und Cannabidiol ist nicht gleich Dronabinol. Die Heilkräuter-Spezialistin Dr. Patricia Purker beleuchtet in diesem Buch Inhaltsstoffe, Wirkstoffe und pharmakologische Wirkungen von Cannabis, aber auch vieles darüber hinaus, wie CBD-Rezepte für die Küche und CBD-Kosmetika.

Ich wünsche allen LeserInnen viel Freude beim Entdecken dieser faszinierenden Pflanze!

Dr. Wolfgang Stambera

www.drstambera.at

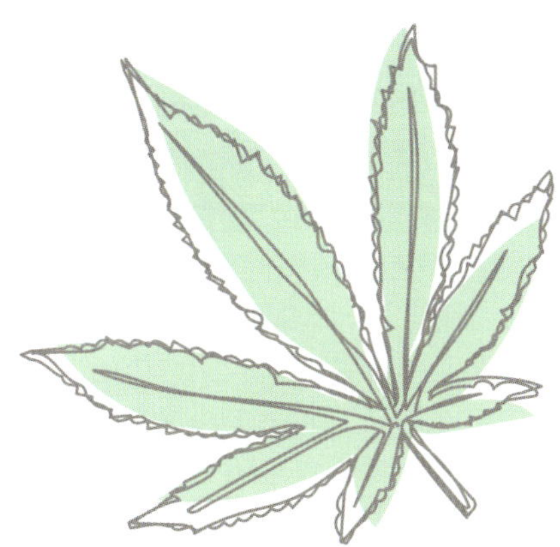

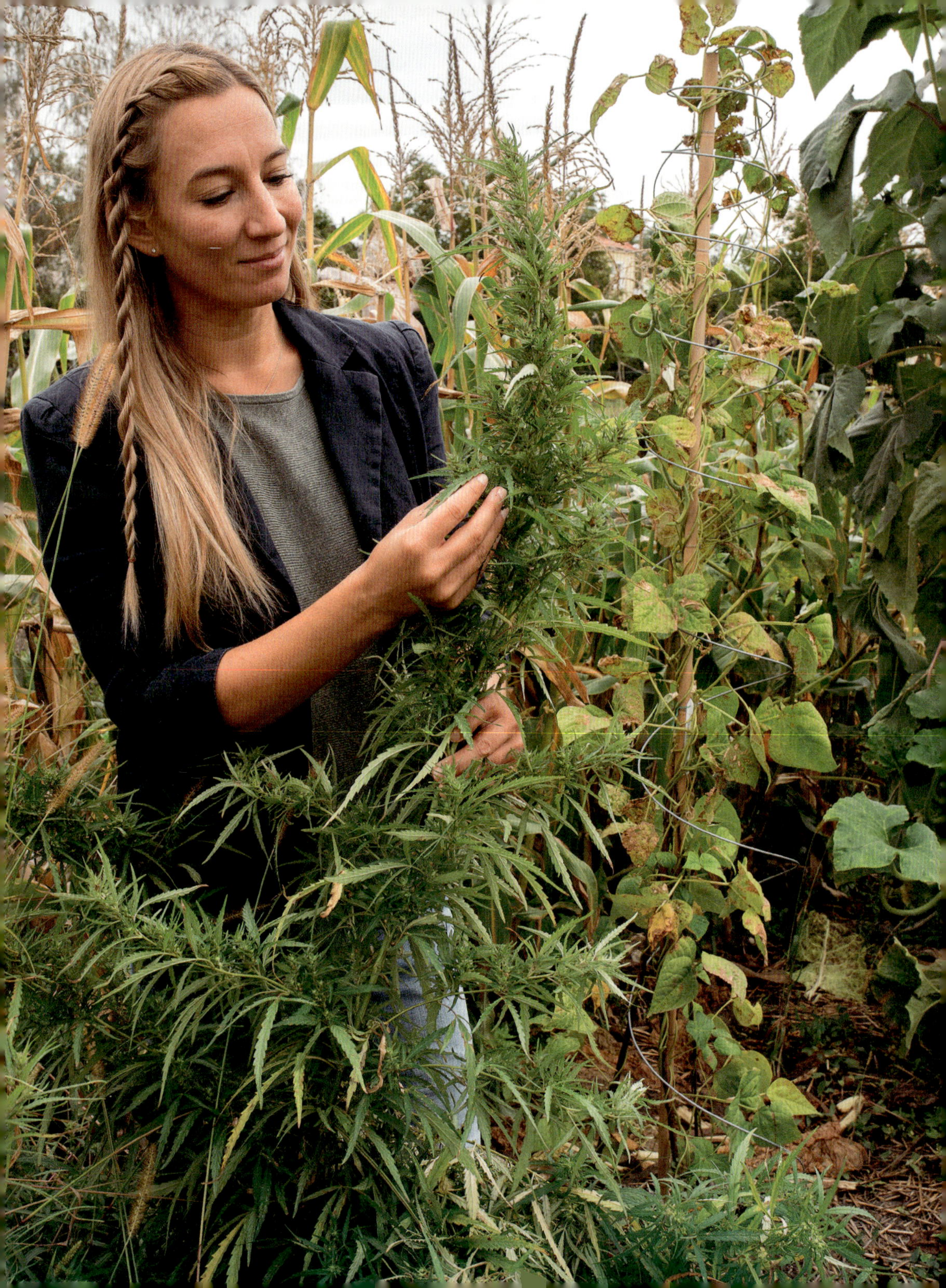

HANF IM PORTRÄT

Hanf zählt zu den ältesten Kultur- und Nutzpflanzen Europas und stammt ursprünglich aus Zentralasien, wo er vor etwa 30 Millionen Jahren erstmals auftauchte. Der wissenschaftliche Name der Hanfpflanze ist **Cannabis**. Hanf gehört, wie auch sein Verwandter, der Hopfen, ebenso eine wichtige Heilpflanze, zur Familie der Hanfgewächse (Cannabaceae).

Es werden hauptsächlich zwei Arten unterschieden: **Cannabis sativa** und **Cannabis indica**. Bei Cannabis indica kann der Anteil an dem berauschenden Inhaltsstoff **Tetrahydrocannabinol (THC)** bis zu 25 % ausmachen. Cannabis sativa hingegen ist eine faserige Art, welche weniger THC (< 1 %), dafür umso mehr **Cannabidiol (CBD)** produziert, das keine berauschende Wirkung hat. In diesem Buch liegt der Fokus auf dem Nutzhanf mit hohem CBD-Gehalt, Cannabis sativa.

Die ältesten Nachweise für die Verwendung von Hanf – insbesondere seiner Fasern, aber auch zur innerlichen Anwendung – gehen mehr als 10.000 Jahre zurück. Bei den Germanen wurde er der Liebesgöttin Freya zugesprochen, weil zur damaligen Zeit die Blüten als Aphrodisiakum für Frauen (und bestimmt auch für Männer) verwendet wurden. Jahrhundertelang war Hanf eines der **Hauptheilmittel in der Volksmedizin**, seit er von den Kreuzrittern ab dem 11. Jahrhundert in Europa verbreitet wurde. Der Arzt Gerard van Swieten setzte Hanfextrakte gegen die Schlafstörungen von Maria Theresia ein.

In vielen Regionen wurde Hanf angebaut, wie noch an etlichen Ortsnamen erkennbar ist: vom Hanfthal in Niederösterreich über Hennef in Nordrhein-Westfalen bis Hanfgarten in der Schweiz. In den 1960er-Jahren wurde der Hanfanbau allerdings durch gesetzliche Regelungen eingeschränkt, die erst ab den 1990er-Jahren wieder gelockert wurden.

Im Jahr 2018 wurde der Hanf von ExpertInnen der pharmazeutischen Institute der Universitäten Wien, Innsbruck und Graz wegen seiner Bedeutung in Medizin und Pharmazie und dem aktuellen Interesse zur **Arzneipflanze des Jahres** gewählt. Die Wirkungen des Hanfs werden immer genauer erforscht.

Maria und Josef und die Hanfpflanze

Hanf ist eine **einjährige krautige Pflanze**, er wächst also in einem Jahr zur vollen Größe und stirbt dann wieder ab. Wenn die Samen in die Erde gelegt und gegossen werden, zeigen sich die Keimlinge innerhalb von 3–7 Tagen. Nach 100 Tagen hat der Hanf seine volle Größe von 1–4 Metern erreicht, blüht und bildet Samen, wenn er bestäubt wurde.

Die Blätter des Hanfs sind siebenteilig, handförmig und der Blattrand ist markant gezackt. Die Blattform des Hanfs ist weithin bekannt, viele Menschen kennen sie aus den Medien besser als die Blattformen vieler anderer regionaler Kräuter und Bäume.

Die Hanfpflanze ist **zweihäusig**, das bedeutet, sie besitzt männliche und weibliche Blüten auf verschiedenen Pflanzen. Eine Hanfpflanze bildet also weibliche und eine andere männliche Blütenstände, je nachdem, welche Erbinformation der Samen enthält und welche Umweltfaktoren bei der Pflanzenzucht herrschen. Zweihäusige (diözische) Pflanzen, zu denen auch der Hopfen und die Brennnessel gehören, sind nicht sehr häufig und haben sich wahrscheinlich gebildet, um der Pflanze noch mehr genetische Variabilität zu ermöglichen.

So wird aus Maria und Josef „Marihuana"

Da der Hanf eine zweihäusige Pflanze ist, wird sie auch „Maria" (für die weiblichen Pflanzen) und „Josef" (für die männlichen Pflanzen) genannt. An den spanischen Namen „Mari" und „Juan" ist die Ableitung zu „Marihuana" noch besser abzulesen. Im Slang und in manchen Songtexten wird Marihuana auch „Mary-John" oder „Mary-Jane" genannt.
Nutzhanf, mit hohem CBD-Gehalt und wenig THC, wird allerdings nicht als Marihuana, sondern mit dem wissenschaftlichen Namen **Cannabis** bezeichnet.

Die beiden Geschlechter der Hanfpflanze

Da sich in den nicht bestäubten weiblichen Blüten die meisten Wirkstoffe anreichern, werden hauptsächlich **weibliche Hanfpflanzen** verwendet, sowohl in der

Medizin als auch in Küche und Haushalt. Um eine Bestäubung zu verhindern, werden alle männlichen Pflanzen vor der Blüte entfernt.

So werden männliche und weibliche Hanfpflanzen unterschieden

Die männliche Hanfpflanze ist kleiner und zarter, während die weibliche Pflanze dichter wächst.

Das Hauptunterscheidungsmerkmal zwischen weiblichen und männlichen Pflanzen sind die Blüten. Bei der männlichen Hanfpflanze sind die Blüten in den nickenden Rispen knotig angeordnet. Bei der weiblichen Hanfpflanze zeigen sich weißliche gegabelte fadenartige Narben an den Enden der Triebe.

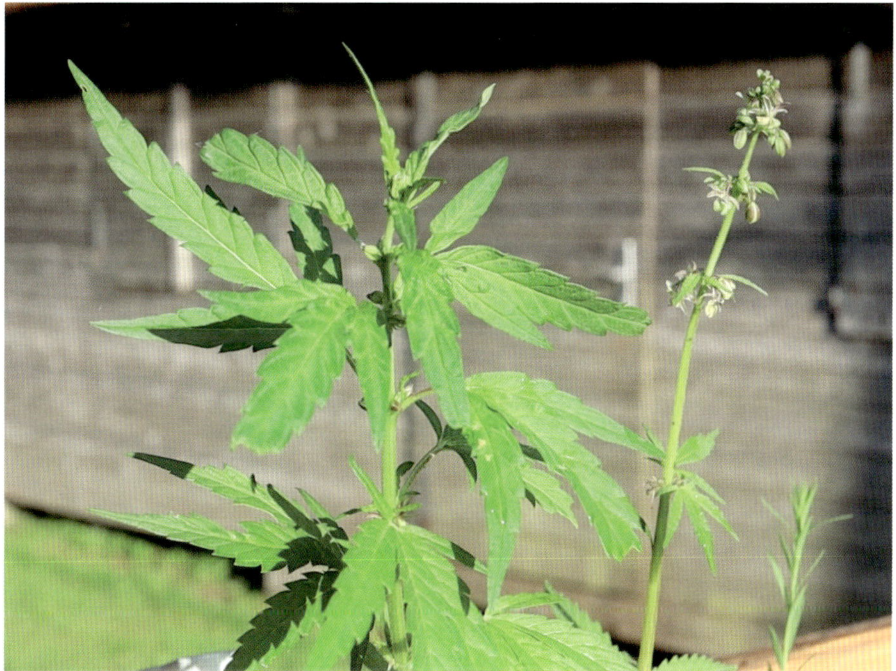

Weibliche (links) und männliche (rechts) Hanfpflanze

Die weiblichen Blüten

Die weiblichen Blütenstände wirken dicklich und bestehen bei genauerem Hinsehen aus hunderten winzigen zarten **Einzelblüten**, die in Trauben angeordnet sind. Durchschnittlich sind die Blütentrauben 4–8 Zentimeter groß. Insgesamt kann eine große Pflanze bis zu 2 Kilogramm an Blütenständen ausbilden.

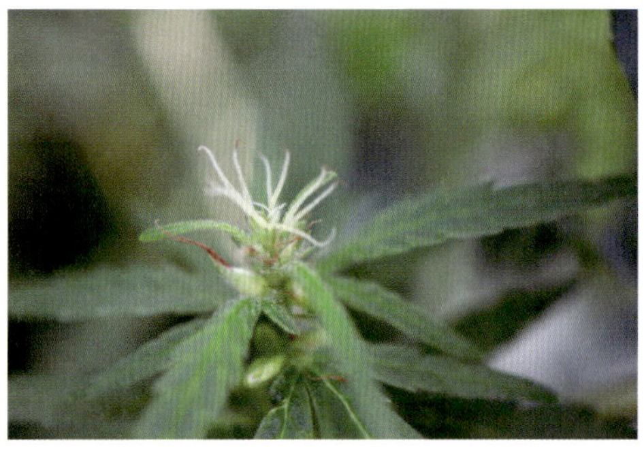

Die weiblichen Einzelblüten haben keinen Blütenstiel, sitzen oft zu mehreren in den Blattachseln von großen Tragblättern und sind von Hochblättern umgeben, die etwa 4–8 Millimeter lang sind. Aus jeder grünen Einzelblüte stehen die weißen fadenartigen Narben hinaus, die sich nach dem männlichen Pollen strecken, der vom Wind transportiert wird.

Auf den weiblichen Blüten bildet sich das meiste **Harz** mit den Hauptinhaltsstoffen (vor allem Cannabinoide und Terpene). Auf der ganzen Pflanze und zum größten Teil auf den Blüten befinden sich feine harzige, weißlich-kristalline Härchen. Sie fühlen sich klebrig an und verleihen den Blüten ihr frostiges Aussehen. Diese Harzdrüsen werden wissenschaftlich **Trichome** oder Trichomdrüsen und umgangssprachlich „Kief“ genannt (davon leitet sich wahrscheinlich der Begriff „Kiffer“ ab). Bevor sich die dichten weiblichen Blütenstände („Buds“) bilden, zeigen sich in der Vorblüte kleine Stempelblüten, die in Blattansätzen am Stängel sitzen.

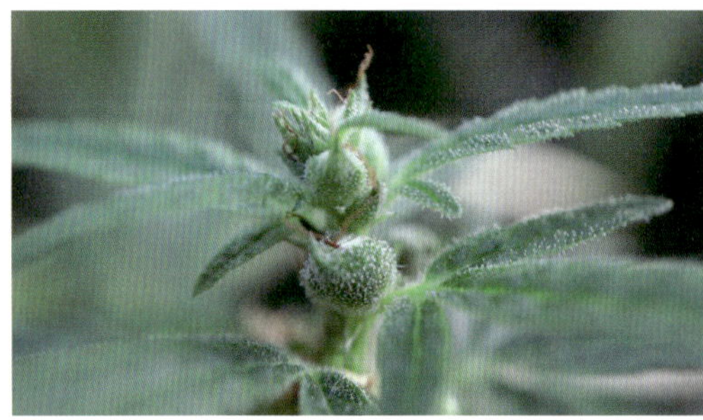

Weibliche befruchtete Blüte mit Trichomen

Die männlichen Blüten

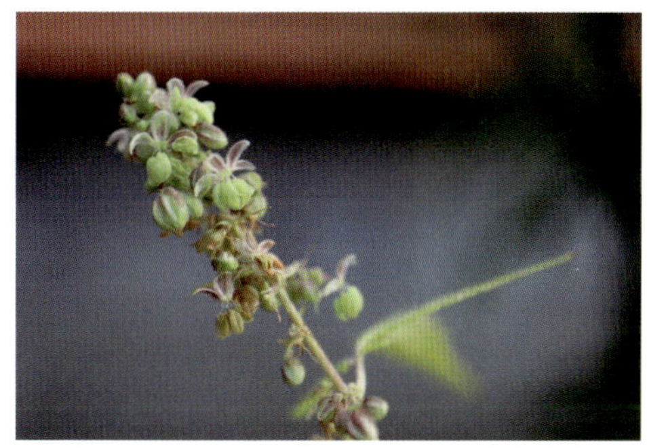

Die gelbgrünen Blüten männlicher Pflanzen hängen auf 2–4 Millimeter langen Blütenstielen wie kleine Bananen nach unten und tragen den Samen in Pollensäcken in kleinen Einzelblüten, die in rispenartigen Trugdolden angeordnet sind. In der Vorblüte kann man männliche Pflanzen schon an den ersten Pollensäcken erkennen.

Zwittrige Pflanzen

Selten bilden sich beim Hanf auch Zwitterpflanzen, auf denen sowohl weibliche als auch männliche Blüten zu finden sind. Da die Pollen der männlichen Blüten die weiblichen Blüten bestäuben und sich Samen formen, sind zwittrige Pflanzen in der Kultur von Cannabinoid-reichen Blüten unerwünscht und werden daher, ebenso wie die männlichen Hanfpflanzen, entfernt.

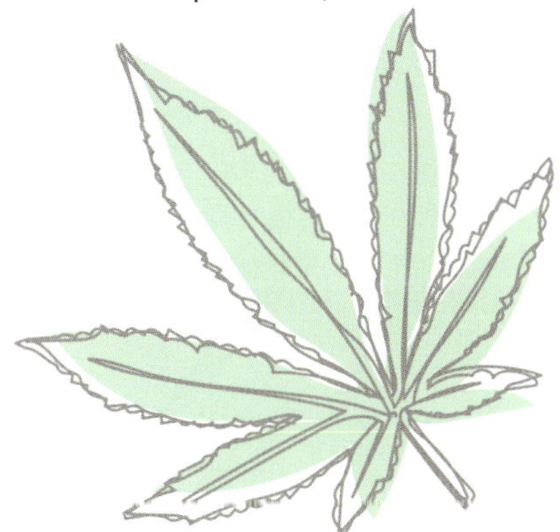

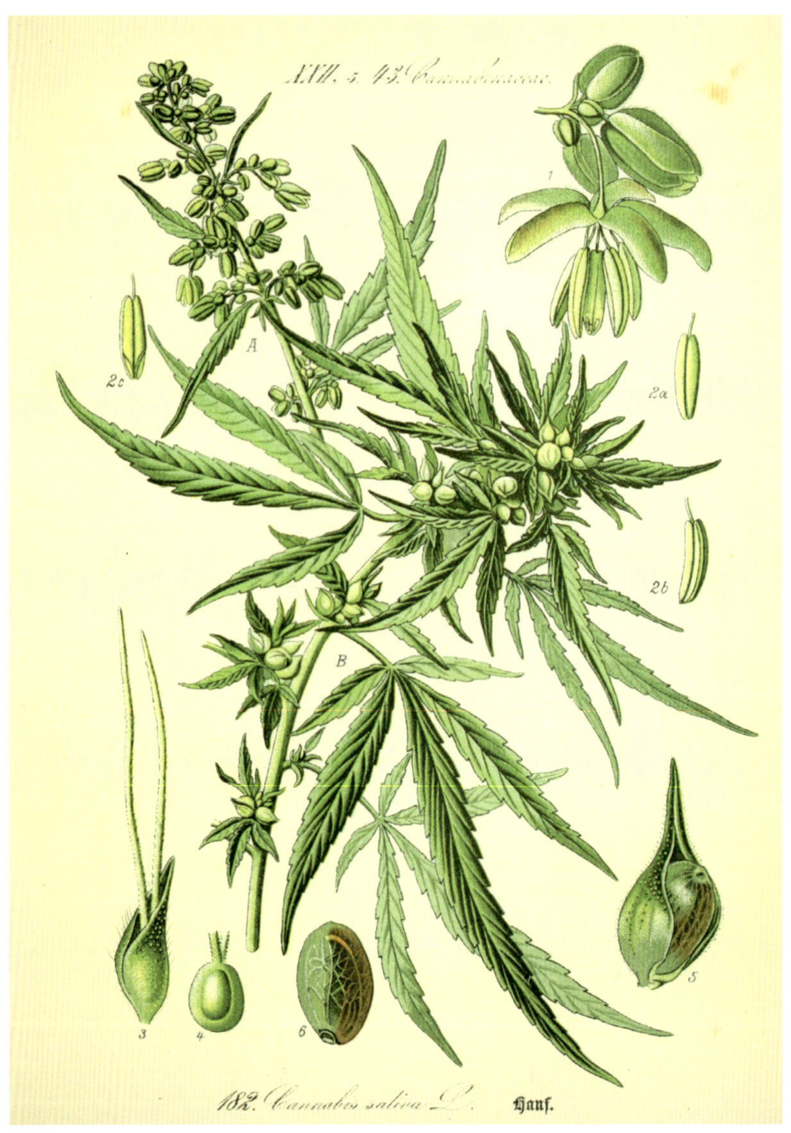

Die Hanfpflanze, historische Abbildung.

A) Männliche Hanfpflanze mit männlichen Blüten (1, 2a, 2b, 2c)

B) Weibliche Hanfpflanze mit weiblicher Blüte (3) und Samenreife (4, 5, 6).

Harzdrüsen auf den Blüten

Die Harzdrüsen enthalten die Hauptinhaltsstoffe. In den harzigen Trichomenhärchen befinden sich die meisten Wirkstoffe und Cannabinoide wie THC und CBD. Für die Pflanze selbst dienen die Wirkstoffe im Harz der Trichome als Fraßschutz, sie schützen die Pflanzen vor UV-Strahlung und regulieren die Temperatur der Blüten.

Die Trichome, die wie ein dünner, länglicher Pilz mit einem langen Stiel und einem runden Hut aussehen, enthalten die meisten Cannabinoide. Durch ein kleines Handmikroskop lassen sie sich gut erkennen und unterscheiden, denn bei der Ernte ist es wichtig, die Blüten genau zu beobachten.

Samenreife

Wenn die weißlichen Narben der weiblichen Blüte bestäubt wurden, werden sie bräunlich, bilden sich zurück und fallen ab, während sich der Fruchtknoten wie ein „Babybauch" verdickt und den „Embryo", also den **Hanfsamen**, bildet. Nach der Ernte oder Samenreife stirbt die Pflanze ab und beginnt mit der Keimung der Samen im nächsten Jahr den nächsten Lebenszyklus.

Bei der Entstehung neuer Pflanzen aus den Samen verändert sich das Erbgut der Pflanzen und damit verändern sich auch die Inhaltsstoffe, die Wuchsform, die Ausbeute und vieles mehr. Um das zu verhindern, werden im Anbau großteils Klone von Hanfpflanzen mit den gewünschten Eigenschaften verwendet, indem nur die weiblichen Pflanzen („Hanfhenne") als Ableger/Stecklinge vermehrt werden. So weiß man, was man von den neuen Pflanzen erwarten kann.

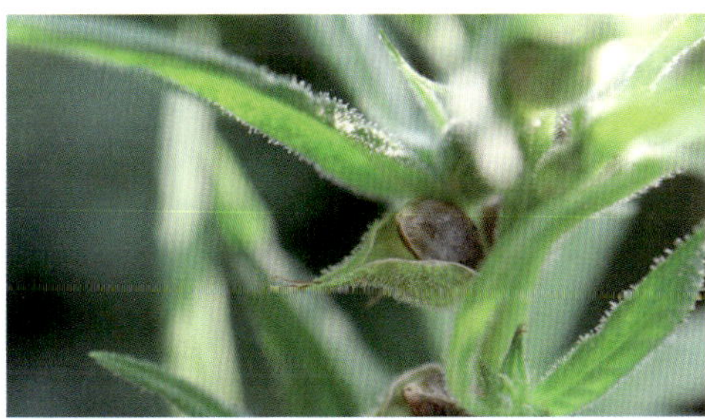

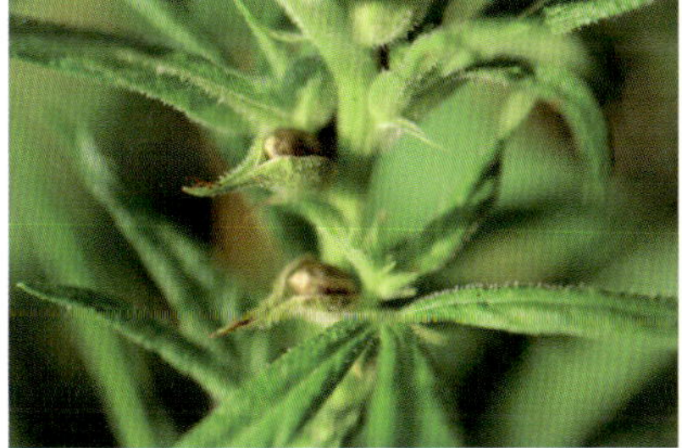

Hanfpflanze mit Samen

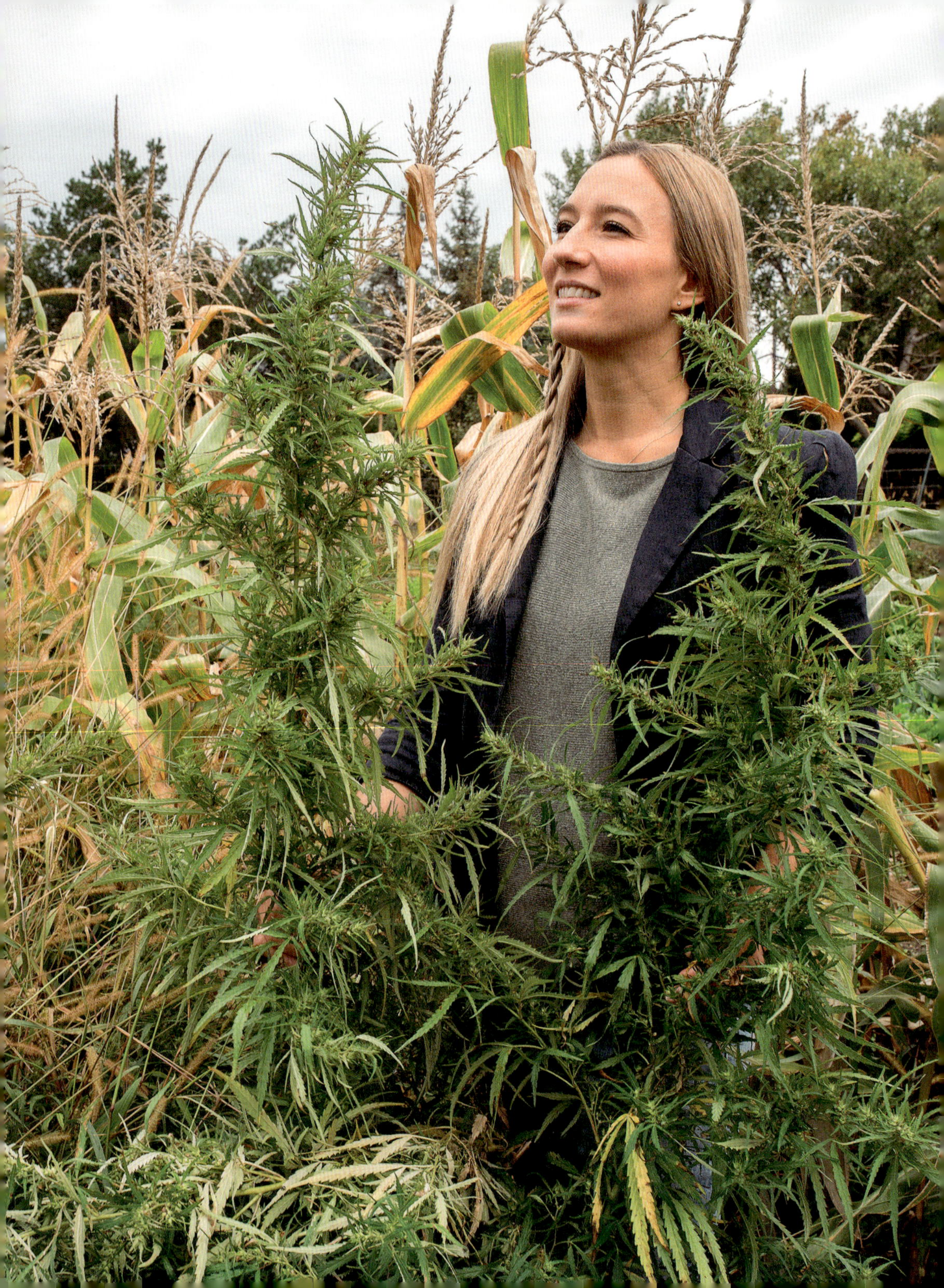

NUTZHANF

Nutzhanf wird auch Industriehanf genannt. Er umfasst alle Sorten von Hanf der Gattung Cannabis, welche zur **Gewinnung von Fasern** sowie zur kommerziellen Nutzung als **Lebensmittel** (Hanfblätter und Hanfblüten sowie Hanfsamen zur Gewinnung von **Hanföl**) angebaut werden. Dieser Hanf ist nicht das Gleiche wie Arzneihanf und grenzt sich klar von der Verwendung als Rauschmittel oder Arzneimittel ab.

In der Europäischen Union sind gemäß Artikel 32 der Verordnung (EU) Nr. 1307/2013 ca. **50 Hanfsorten** sorten- und saatgutrechtlich als Nutzhanf zugelassen, die **weniger als 0,2 % THC** in der Trockenmasse enthalten.

Es gibt den sogenannten **EU-Sortenkatalog**, der auch „Gemeinsamer Sortenkatalog für landwirtschaftliche Pflanzenarten" genannt wird. Darin werden alle zugelassenen Sorten der aktuellen Periode angeführt. Bevor es zur Zulassung einer Sorte kommt, muss eine zweijährige **Qualitäts- und Registerprüfung** durchgeführt werden.

Für die Aufnahme in den EU-Sortenkatalog wird auf verschiedene Merkmale wie Unterscheidbarkeit, Beständigkeit und Uniformität untersucht. In Österreich wird zusätzlich eine Prüfung des Anbauwertes an verschiedenen Standorten durchgeführt. Diese wird auch zweijährige Wertprüfung genannt. Zur Zulassung einer neuen Sorte kommt es erst, wenn beide Prüfungen ein positives Ergebnis haben. Für die Qualifizierung der Sorten ist in Österreich die Agentur für Gesundheit und Ernährungssicherheit (AGES) zuständig.

Der Nutzhanf-Sektor ist einer der am schnellsten wachsenden Bereiche der Gesundheitsindustrie für Mensch und Tier.

Anbau von Faserhanf und Samenhanf

Zur **Gewinnung von Fasern** für Textilien, Schnüre oder Netze braucht es Hanf ohne Verzweigungen und mit einem hohen Längenwachstum. Dafür wird Faserhanf optimalerweise in Reihenabständen von 15–17 Zentimetern mit einer Saatmenge von 55–70 Kilogramm pro Hektar gesät.

Wird der Hanf hingegen in breiteren Reihenabständen von 30–40 Zentimetern und einer Saatmenge von 12–25 Kilogramm pro Hektar gesät, wird die Pflanze breiter und eignet sich für die **Samengewinnung** und folglich weiter zur Ölgewinnung.

Der Anbau von zugelassenem Nutzhanf unterliegt in Österreich nicht dem Suchtmittelgesetz. Daher darf Nutzhanf in Österreich auch privat angepflanzt werden. In Deutschland darf er nur von Landwirten angebaut werden und in der Schweiz ist der Anbau von Hanfsorten, die auf der europäischen Sortenliste aufgeführt sind, mit zertifiziertem Saatgut erlaubt.

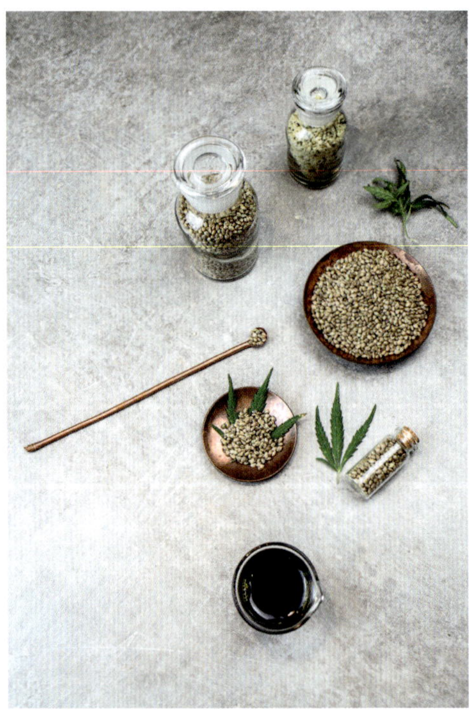

Ernte und Verwendung der Blüten

Für die Gewinnung CBD-haltiger Blüten werden die **nicht bestäubten weiblichen Blüten** geerntet, die möglichst viele erwünschte Stoffe, wie das Cannabinoid CBD, enthalten. Im Volksmund werden diese nicht bestäubten Blütenstände auch „**Ganja**" genannt.

Für den **idealen Erntezeitpunkt** spielen die Harzdrüsen (Trichome) eine wesentliche Rolle. Sie sitzen auf den Blüten der Cannabispflanze und enthalten die meisten Wirkstoffe. Trichome sind Zellen aus der obersten Schicht (Epidermis) der Pflanze. Beim Hanf sind es lipophile (also fettliebende bzw. fetthaltige/ölige) Drüsenhaare, die die fettlöslichen Inhaltsstoffe und Cannabinoide enthalten. Auch die stacheligen Haare der Brennnessel sind übrigens Trichome, und sowohl an der Brennnessel als auch am Hanf erkennt man sie bei genauem Hinsehen mit freiem Auge.

Die Trichome beim Hanf sind zu Beginn **klar und durchsichtig**, wie ganz zarte Pilze aus Glas, und zur Betrachtung wird oft ein kleines Handmikroskop oder eine Lupe zuhilfe genommen. Wenn die Trichome nach einigen Wochen des Wachstums milchig-trüb werden, kann geerntet werden. Dann werden vermehrt Cannabinoide produziert und eingelagert. Im Laufe der Reifung verändern sich die Trichome von glasklar über milchig bis **bernsteinfarben**.

Der Erntezeitpunkt hat großen Einfluss auf die Cannabinoid-Konzentration. Es gibt aber noch keine klaren Richtwerte, wann der beste Erntezeitpunkt für CBD-haltige Blüten ist, und auch noch kein breites Erfahrungswissen und noch weniger Literatur darüber. Grundsätzlich ist die jeweilige Hanfsorte für die Qualität, den Gehalt und das Verhältnis der Cannabinoide ausschlaggebend. Durchschnittlich sind der Gehalt und die Menge der Cannabinoide am höchsten, wenn etwa zwei Drittel der Trichome milchig sind. Manche Hanfbauern und Produzenten von CBD-Produkten warten mit der Ernte ein bisschen länger, nämlich bis die Trichome 10–50 % bernsteinfarben sind. Spätestens dann werden sie geerntet, denn wenn die Trichome dunkelbraun bzw. grau werden, ist der beste Erntezeitpunkt verstrichen.

Messungen zeigen auch, dass CBD vor THC seinen Höchstwert erreicht, zumindest wenn es sich um THC-reiche Sorten handelt.

Menschen, die Hanf kultivieren, entwickeln ein feines Gespür für den Erntezeitpunkt.

Nach der Ernte werden die weiblichen Blütenstände vereinzelt und im Schatten luftig zum Trocknen aufgelegt. Dazu werden in Großbetrieben flache Netze aufgespannt. Zu Hause eignet sich ein Leintuch auf einem Wäscheständer für eine gute Belüftung und rasche Trocknung.

Blüten mit milchigen Trichomen werden in der Anwendung eher als zerebral-belebend und entspannend beschrieben, was bedeutet, dass Gehirn, Geist und Nervenzellen im Körper entspannt werden und klar funktionieren. Sobald sich die Bernsteinfarbe in den Trichomen durchsetzt, wird die Wirkung der Blüten eher als körperlich sedierend beschrieben. Man fühlt sich also eher müde und ruhig und Schmerzen werden gelindert.

Durch das Mikroskop sind die **drei verschiedenen Formen der Trichome** des Hanfs gut zu erkennen. Sie bilden sich im Laufe des Wachstums der Hanfpflanze aus. Die kleinsten Trichome haben **Knollenform** wie ein Champignon und kommen auf dem ganzen oberen Teil der weiblichen Cannabispflanze vor. Sie haben einen fast nicht erkennbaren „Stoppel", auf dem eine große „Mütze" sitzt. Daneben gibt es auch Trichome, die wie **Stacheln** aussehen. Die wichtigste Form schließlich ist auch die am besten erkennbare: Diese Trichome sehen aus wie ein Stock mit einer Mütze darauf oder wie ein **hoher, dünner Pilz**. Diese Form bildet sich vermehrt mit dem Wachstum der Blüte. Bei diesen Trichomen konzentrieren sich die Cannabinoide vor allem in den rundlichen Mützen.

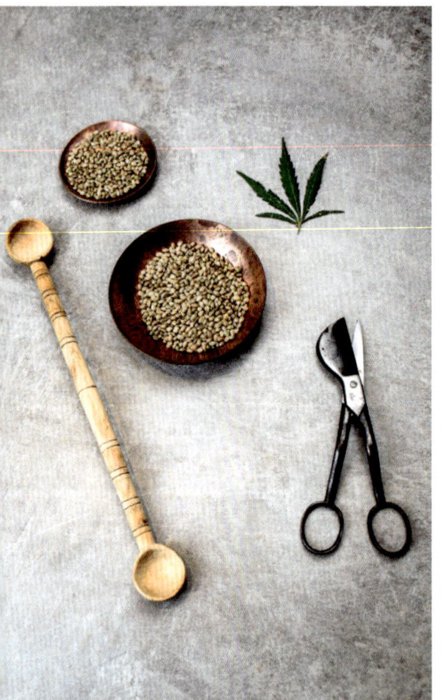

Ernte und Verwendung der Blätter

Die handförmigen **Blätter des Hanfs** können sowohl von weiblichen als auch von männlichen Pflanzen verwendet werden. Die Blätter enthalten zwar nur geringe Mengen an intensiven Inhaltsstoffen, sind aber reich an **Vitalstoffen** wie Eisen, Magnesium, Kalium, Flavonoiden und Carotinoiden und können in der naturnahen Küche gut verwendet werden.

Die Blätter können jederzeit geerntet werden und schmecken am besten, wenn sie **jung und zart** sind. Man kann sie roh essen, als Tee oder in Smoothies verwenden oder beim Kochen zugeben. Frische Blätter können als essbare Dekoration verwendet oder direkt verkocht werden. Um die Blätter zu trocknen, können sie auf einem Küchentuch im Schatten luftig ausgebreitet oder an den Stielen in kleinen Sträußen aufgehängt werden.

Lagerung von Hanfblättern und -blüten

Bei der Ernte und Lagerung ist es wichtig, die Trichome nicht zu verletzen, denn sonst verflüchtigen sich die aromatischen Terpene, die Cannabinoide gehen verloren und das Hanföl wird ranzig.

Pflanzenteile, wie die Blüten und Blätter, werden wie andere Heilpflanzen und Teekräuter im **Schatten** getrocknet und anschließend **kühl, dunkel und möglichst luftdicht** aufbewahrt, beispielsweise in einem sauberen Marmeladeglas im Kühlschrank.

Bei **Verwendung innerhalb eines Jahres** bleiben die meisten Wirkstoffe erhalten, sowohl bei den getrockneten Blüten und Blättern als auch in CBD-Tinkturen oder -Ölen.

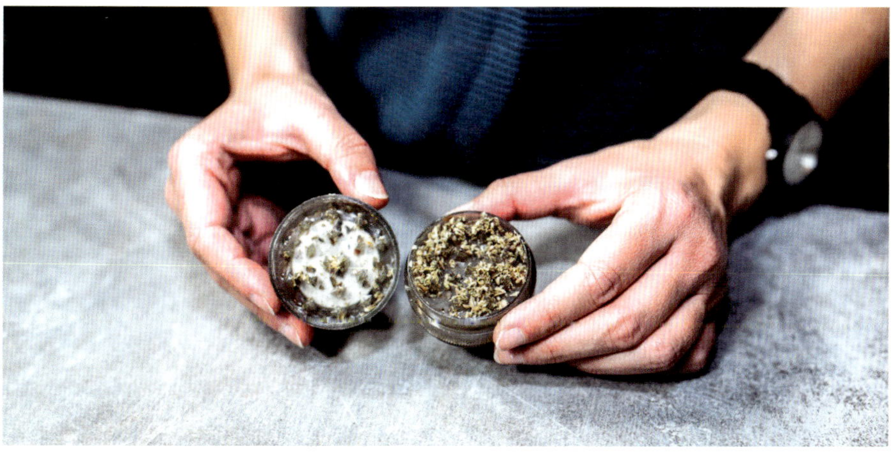

TIPP: In Tinkturen setzen sich die harzigen Cannabinoide bei der Lagerung ab, daher sollten sie vor jeder Verwendung geschüttelt werden.

Statt des gesamten Pflanzenmaterials können auch nur die wirkstoffhaltigen Trichome verwendet werden. Sie werden mit einem sogenannten Grinder von den Blüten gelöst. Dazu werden die Blüten vorsichtig zerkleinert und in ein kleines Drehsieb gefüllt. Darin sorgen feste Zähne für die Zerkleinerung der Blüten und die Trichome fallen durch ein Sieb in einen Behälter. Die so geernteten Trichome werden „Kief" genannt und können zu Öl gepresst und erhitzt weiterverwendet werden. Wenn es sich um Trichome mit viel THC handelt, werden diese Pressungen „Haschisch" genannt. Bei CBD wird dieser Begriff nicht verwendet. Hersteller von CBD-Extrakten ernten Kief zwar zur Vorbereitung von Extrakten, durch die Möglichkeit einer Konzentrierung der Cannabinoide über den gesetzlich erlaubten THC-Gehalt ist gepresstes Kief aber nur selten erhältlich.

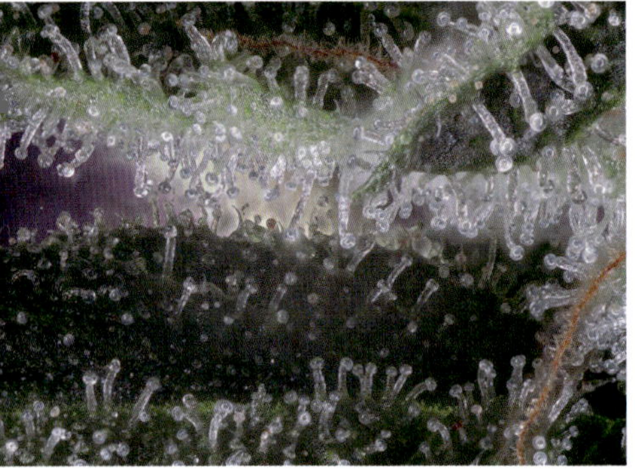

Mikroskopische Aufnahme von Trichomen auf einer Hanfblüte

ANBAU VON HANF ZUR ARZNEIMITTELHERSTELLUNG

Hanfpflanzen, die zur Gewinnung von **hoch konzentriertem THC** angebaut werden, fallen in Österreich, Deutschland und der Schweiz unter das **Suchtmittelgesetz**. Ihr Anbau für die Herstellung von Arzneimitteln sowie für die damit verbundenen wissenschaftlichen Zwecke ist **nur den Behörden bzw. ihren Produzenten gestattet** und ist an strenge Sicherheitserfordernisse und Bedingungen gebunden. Die Ministerien kontrollieren den Anbau und die Hanfprodukte, um für höchstmögliche Qualität, Einhaltung der Gesetze und Konsumentenschutz zu sorgen.

In Österreich gibt die Agentur für Gesundheit und Ernährungssicherheit die Cannabispflanzen nach Ernte und Trocknung oder das daraus gewonnene Cannabis an Gewerbetreibende mit einer Berechtigung zur Herstellung von Arzneimitteln und Giften und zum Großhandel mit Arzneimitteln und Giften gemäß § 94 Z 32 der Gewerbeordnung 1994, GewO 1994, BGBl. Nr. 194/1994 idgF, ab.

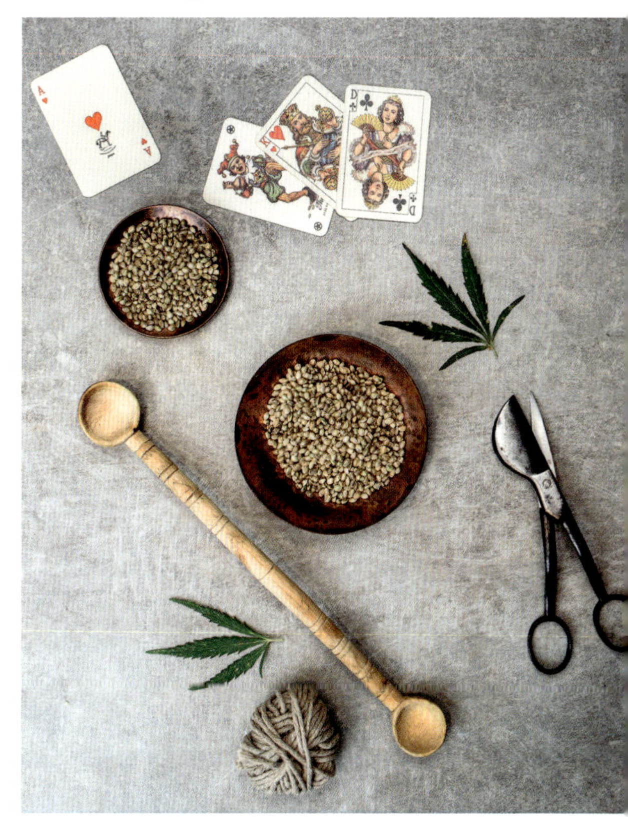

TRADITIONELLE VERWENDUNG VON HANF FRÜHER UND HEUTE

Die Verwendung von Hanf ist sehr vielfältig. Schon vor Jahrtausenden wurden die festen Seile in der **Schifffahrt und Fischerei** verwendet. Auch in der **Papierindustrie** ist Hanf zu finden. Im 18. Jahrhundert wurden sogar deutsche Geldscheine auf Hanfpapier gedruckt. Als **Nahrungsmittel** ist der Hanf ein wahres „Superfood“ mit vielen gesunden Mikronährstoffen, einem optimalen Aminosäureprofil, leicht verdaulichen Proteinen und gesunden ungesättigten Fettsäuren. Auch Kleidungstücke wurden früher und werden auch heute noch aus den angenehmen und atmungsaktiven Hanffasern, die zu **Hanftextilien** verwoben werden, genäht. Da die Fasern des Hanfs sind sehr stabil sind, werden sie auch in der Auto- und Bauindustrie als Dämmmaterial verwendet.

Eine bedeutende Rolle spielt der Hanf auch als **Energiequelle**, weil er sehr rasch viel Biomasse bildet. In der Landwirtschaft werden Produkte aus Hanf hergestellt und als sogenannte **Vorfrucht** erhöht er eine spätere Weizenernte.

Von alters her wird Hanf auch als **Heil- und Rauschpflanze** verwendet, da die enthaltenen Cannabinoide eine direkte und rasch spürbare Wirkung auf Körper und Geist haben.

„Neben dem Gebrauch als Faser- und Ölpflanze wird Hanf auch als Arzneimittel und (illegal) als Rauschmittel (Marihuana, Haschisch) verwendet.“ (Bundesamt für Gesundheit und Ernährungsmittelsicherheit)

Verwendete Pflanzenteile

Die verwendeten Pflanzenteile des Hanfs sind die Blüten, Samen und Blätter, die Stängel als Fasern und auch die Wurzeln. Die Hanfwurzel kann zu Paste, Tee oder Tinktur verarbeitet werden und findet eher im volksmedizinischen Bereich Anwendung.

Aufgrund der ganzheitlichen Verwertungsmöglichkeit der Pflanze kann man Hanf als „root to blossom“ (Wurzel bis Blüte) bezeichnen, es sind also alle Teile der Pflanze in jedem Stadium verwendbar.

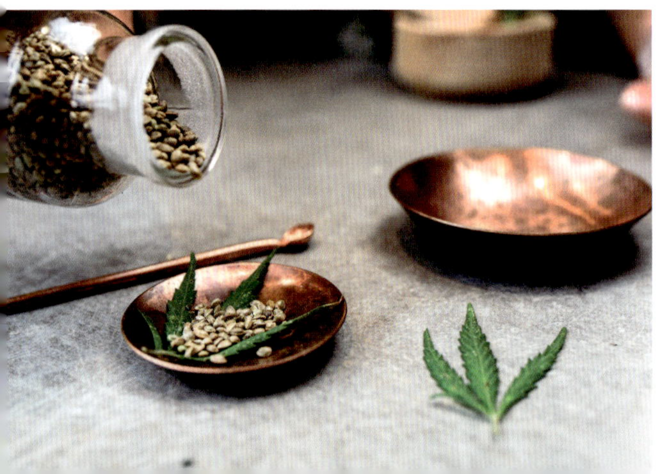

Hanf für Tiere

Hanf, insbesondere CBD-Zubereitungen wie CBD-Öl, wird auch zur medizinischen Behandlung von Säugetieren eingesetzt. Veterinärmedizinisch eignet sich CBD-Öl allein oder als Ergänzung zur Therapie von Schmerzen des Bewegungsapparats und Harntraktes sowie bei Epilepsie. Hanfsamenöl wird bei Tieren bei Neurodermitis und auch bei chronischen Darmerkrankungen angewendet.

Einige Tierheime setzen sowohl zur Prophylaxe als auch in der Behandlung auf Hanfprodukte. Für Hunde und Katzen sind Hanf- und CBD-Extrakte eine gute Ergänzung.

Landwirtschaft

Die Verwendung von Hanf in der Landwirtschaft als sogenannte **Vorfrucht** steigert den Ertrag der nachfolgend angebauten Frucht um 10–20 %. Deshalb eignet sich Hanf besonders in der Fruchtfolge, er kann aber auch mehrere Jahre hintereinander am selben Feld angebaut werden. Als Vorfrucht vor dem Hanfanbau sind Getreidearten oder Hackfrüchte wie Mais, Kartoffeln oder Zuckerrüben gut geeignet.

Für die bestmögliche Ernte von Hanfsamen wird der Anbau von 35 kg/Hektar EU-zertifiziertes Saatgut empfohlen. Diese Menge hat die Vorteile, dass Beikräuter unterdrückt werden und die Pflanzen eine einheitliche Größe erreichen können. Bis zur Ernte sind aus kulturtechnischer Sicht keine weiteren Maßnahmen nötig. Durch ihre intensiven Wirkstoffe, die sich auch im Duft widerspiegeln, ist die Hanfpflanze vergleichsweise **resistent gegenüber Schädlingen.**

Traditionelle medizinische Verwendung

Hanf kommt sowohl in der medizinischen Verwendung beim Menschen als auch in der Veterinärmedizin zum Einsatz.

Bereits im Papyrus Ebers aus dem **alten Ägypten** wird Cannabis erwähnt. Seit 2000 v. Chr. gibt es Aufzeichnungen über die Verwendung von Hanf im indischen

Ayurveda und im 2. Jahrhundert dokumentierte Galen Anwendungen in der **Traditionellen Europäischen Medizin (TEM)**. Er beschreibt Hanf als körperlich wärmend. Hildegard von Bingen empfiehlt Hanf im 11. Jahrhundert für alle, die im Kopf gesund sind, Robert Burton im 17. Jahrhundert gegen Depressionen. Im 19. Jahrhundert wurde Hanf sehr breit angewendet, bis er 1912 bei der Drogenkonferenz ins Zwielicht rückte und 1925 im Genfer Abkommen auf die Liste der verbotenen Mittel gesetzt wurde, womit der Handel mit Hanf illegal wurde.

Im Einheitsabkommen 1962 schränkten über 180 Staaten in einem internationalen Vertrag das Anbauen, Gewinnen, Herstellen, Ausziehen, Zubereiten, Besitzen, Anbieten, Feilhalten, Verteilen, Kaufen, Verkaufen, Liefern, Vermitteln, Versenden, Durchführen, Befördern, Einführen und Ausführen diverser Substanzen und Pflanzen wie Hanf ein. Seit 1995 sind in der Europäischen Union Hanfsorten mit **weniger als 0,2 % THC** zugelassen.

Hanf im Ayurveda

Im Ayurveda, einer traditionellen östlichen Gesundheitslehre, wird Hanf seit Tausenden von Jahren zur Behandlung von Krankheiten eingesetzt. Die detailreichsten Überlieferungen der Anwendungen stammen aus den **Veden**, den heiligen Texten Indiens, in denen Cannabis im Ayurveda das erste Mal erwähnt wird (Atharva-Veden, zwischen 2000 und 1400 v. Chr.). Hanf gehört zu den wichtigen heiligen Kräutern Indiens, wie zum Beispiel auch Tulsi, das indische Basilikum, oder Pipal, der heilige Feigenbaum. Viele Pflanzen in Indien sind mit Göttern und ihren mythologischen Geschichten verbunden. So steht Hanf mit dem vedischen Schöpfergott Shiva in enger Verbindung. Shiva soll sich erschöpft von familiären Zwistigkeiten unter einer Hanfpflanze schlafen gelegt haben. Am nächsten Tag, verzaubert von der Schönheit der Pflanze, kostete er sie. Er war von ihrer erhellenden Wirkung so begeistert, dass sie seine Lieblingspflanze wurde. Deswegen wird Shiva in Indien auch als „Lord of Bhang“, also „Meister des Hanfs“, bezeichnet.

Nach der Ayurvedaexpertin Mag. Katharina Gebharter gibt es verschiedene Zubereitungen aus Cannabis sativa, die im Ayurveda zum Einsatz kommen: Mit **Bhang** wird die weniger narkotisierende Verwendung der Hanfpflanze bezeichnet. Es wird aus Blättern und kleinen Blütenständen der weiblichen Pflanzen hergestellt.

Da es keine ausgewachsenen Blüten und nur wenig Harz enthält, hält sich der psychoaktive Wirkstoffanteil in Grenzen (< 5 % THC). Bhang wird im Ayurveda oft verwendet; beliebt sind zwei Rezepte:

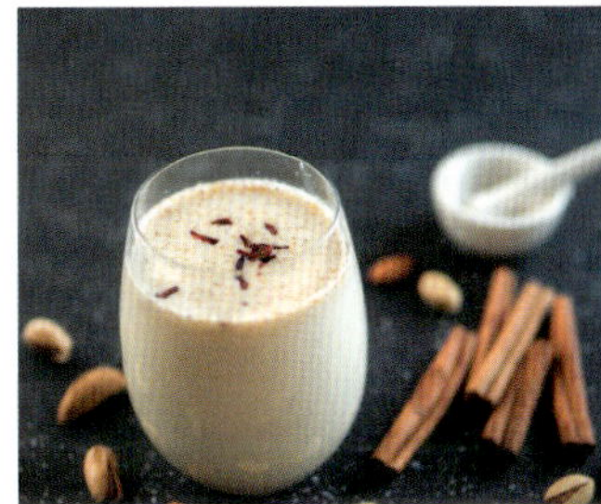

- Für **Bhang Lassi** wird Bhang wird mit Milch, Nüssen (meist Pistazien oder Mandeln) und Gewürzen (Ingwer und Pfeffer) gekocht und mit Honig gesüßt.
- Für **Bhang Goli** wird Bhang wird zusammen mit Joghurt, Gewürzen und Nüssen zu kleinen Kügelchen geformt und verspeist.

Die narkotische Substanz heißt in Indien **Ganja** und wird aus den Blüten und Blättern ausgesuchter, noch nicht befruchteter weiblicher Pflanzen gewonnen. Ganja enthält große Mengen des wirkstoffreichen Harzes.

Vor der berauschenden Wirkung wird in den vedischen Schriften einerseits gewarnt, denn ihr Missbrauch soll die Seele verrohen. Andererseits gibt es auch Empfehlungen, Cannabis einzusetzen, allerdings nur für bestimmte Gruppen (z. B. Priester, Yogis, Asketen, Anhänger des Gottes Shiva), nur unter bestimmten Bedingungen und immer eingebettet in religiöse Rituale.

Verarbeitet werden in der traditionellen ayurvedischen Medizin auch die Blätter, Stängel und Samen, woraus Pasten, Frischsaft, Öle, Tinkturen und Extrakte hergestellt werden.

Ayurvedisch gesehen wirkt Cannabis Vata- und Kapha-reduzierend, hat also **erdende Eigenschaften,** die luftige und feurige Elemente beruhigen, vermehrt aber Pitta, die feurige Qualität. Es wird in der vedischen Heilkunde mit leichten, spitzen und trockenen Eigenschaften, also **sanft-belebend** für den Geist und **beruhigend** für den Körper, beschrieben und hat als Besonderheit die narkotische und berauschende Wirkung, wenn THC-reiche Sorten verwendet werden.

Traditionelle volkstümliche ayurvedische Anwendungen mit Nutzhanf:

- Hanföl aus den Hanfsamen kann bei Rheumaschmerzen äußerlich aufgetragen werden.

- Bei Blasenproblemen kann Saft aus Hanfblättern zur Entwässerung eingenommen werden.
- Bei Schmerzen, Schwellungen und Augenkrankheiten kann ein Umschlag aus den Blättern aufgelegt werden.
- Bei Hautentzündungen kann der Saft, eventuell vorher zu einer Paste verarbeitet, aufgetragen werden.
- Zur Senkung des Augeninnendrucks kann CBD-Bhang verwendet werden.
- Bei sexuellen Störungen kann CBD-Bhang in Kombination mit lustfördernden Kräutern und Lebensmitteln (z. B. Sesam, Mandeln, Milch) zu Aphrodisiaka verarbeitet werden.
- Bei Verdauungsstörungen kann CBD-Bhang eingenommen werden.

Hanf als Lebensmittel

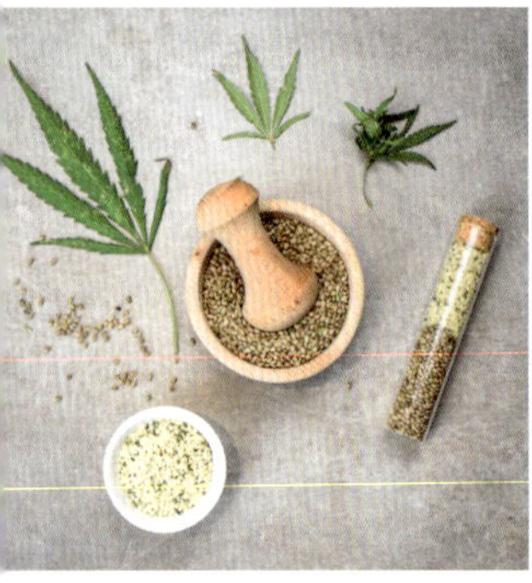

Hanfsamen, die botanisch eigentlich **Nüsse** sind, gelten als absolutes Superfood und kleine Powerfrüchte. Sie sind reich an ungesättigten Fettsäuren und können sogar als Fischersatz dienen. Hanfsamen schmecken leicht nussig-süßlich und enthalten viel Eiweiß und wichtige Aminosäuren sowie Omega-3- und Omega-6-Fettsäuren. Die Samen können über das Müsli, in den Salat oder in allerlei Backwaren gestreut werden.

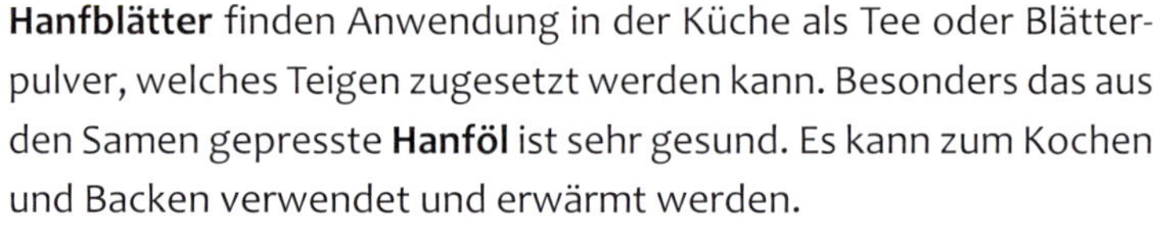

Hanfblätter finden Anwendung in der Küche als Tee oder Blätterpulver, welches Teigen zugesetzt werden kann. Besonders das aus den Samen gepresste **Hanföl** ist sehr gesund. Es kann zum Kochen und Backen verwendet und erwärmt werden.

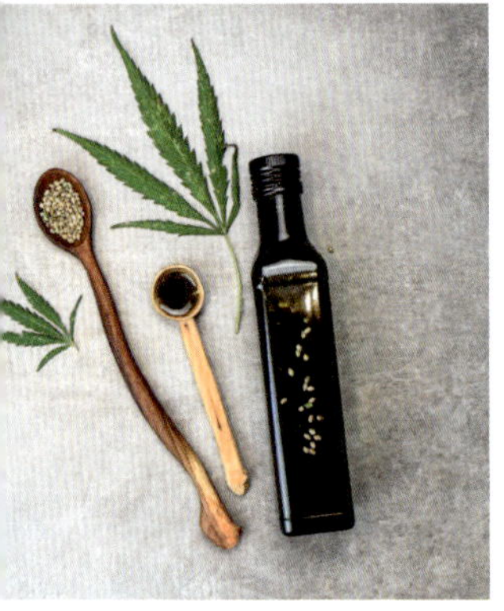

Allerdings sollte es, wie andere kaltgepresste Öle, nicht hoch erhitzt werden. Beim Braten soll nur Öl zum Einsatz kommen, das bis 200 Grad erhitzt werden kann, wie z. B. Rapsöl. Nicht viele Öle halten diesen Temperaturen stand, die meisten beginnen zu rauchen. Dann sollten sie nicht mehr verwenden werden, da sich bereits Zersetzungsprodukte und ungesunde Transfettsäuren gebildet haben.

Hanf und CBD im Sport

Durch die Erkenntnisse über ihr Potenzial zur **Stärkung des Körpers** und in **Regenerationsprozessen** werden Hanf und CBD auch im Freizeit- und Leistungssport vermehrt eingesetzt. Durch die muskelentspannende Wirkung und die Förderung der Regeneration nach Leistungsphasen werden insbesondere CBD-Extrakte wie CBD-Öl innerlich eingenommen. Obwohl die Forschung sich hauptsächlich mit Krankheitsbildern und Therapieansätzen beschäftigt, profitieren auch Sportbegeisterte von den vielseitigen Wirkungen des Hanfs auf den Körper.

Hanf in der Kosmetik

Da die Cannabinoide im Hanf auch bei Hauterkrankungen eine Schutzfunktion bieten, findet Hanf auch Einzug in die Kosmetik und wird wissenschaftlich untersucht. Auf Zellebene verlangsamt er die Hautalterung und lindert Studien zufolge bei Neurodermitis messbar trockene Hautstellen.

Hanf als Energiequelle

Hanf stellt eine erneuerbare Energiequelle der Zukunft dar. Er produziert mehr Biomasse als jede andere Nutzpflanze, die in Mitteleuropa wächst, und ist reich an Zellulose. Außerdem wäre die Pflanze auch eine Alternative zur Glasfaser in stark komprimierten Materialien. Die Automobilindustrie nutzt Hanf als nachhaltigen Rohstoff bei Türverkleidungen. Mittels Pyrolyse, also Erhitzen, lässt sich aus Hanf sogar Holzkohle herstellen.

Hanf als Baumaterial

Mittlerweile gibt es Produkte wie Hanfsteine, Hanfbeton und Hanfputz, aber auch Hanfdämmungen und -dämmmatten. Hanfprodukte haben eine gute Dämmwirkung, welche aus den feinen Fibrillen der Faser resultiert, die Energie, Wärme und Schwingungen aufnehmen. Daher ist Hanf optimal zur Wärme- und Schalldämmung geeignet.

Abbaubare Kunststoffe aus Hanf

Verbundkunststoffe bestehen stets aus mehreren großen Molekülen (Polymeren). Bei Kunststoffen aus Naturfasern wird zellulosereiches Material als Ausgangsstoff verwendet. Zellulose ist das am meisten verbreitete Polymer auf der Erde und daraus lassen sich auch Kunststoffe wie Zelluloid, Zellophan und Zellwolle herstellen. Beim Hanf stellt die Faser das zellulosereiche Material dar und wird daher als Ausgangsstoff für abbaubare Kunststoffe verwendet.

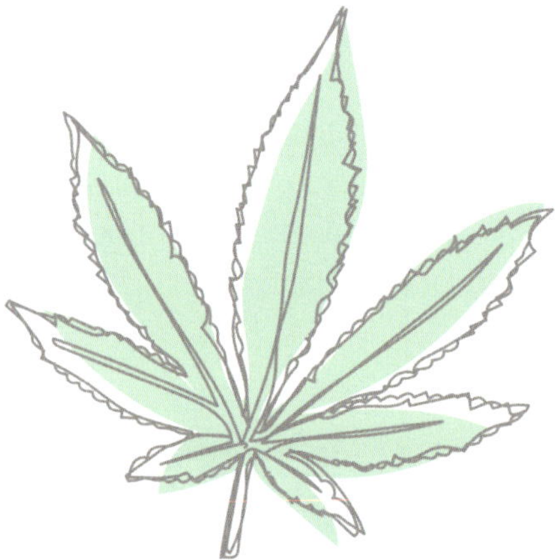

Hanftextilien

In der Textilindustrie wird Hanf seit Jahrtausenden verwendet und in den letzten Jahren wiederentdeckt. Von Jeans über Hanfwolle, T-Shirts und Pullover bis zu Rucksäcken gibt es vieles zu finden, da Hanf sehr atmungsaktiv ist und eine hohe Zug-, Reiß- und Nassfestigkeit aufweist.

Seit Jahrtausenden und gerade in Zeiten des wirtschaftlichen Umbruchs und der gesellschaftlichen Veränderungen bietet Hanf also unzählige Möglichkeiten zur Verwendung und Aufwertung.

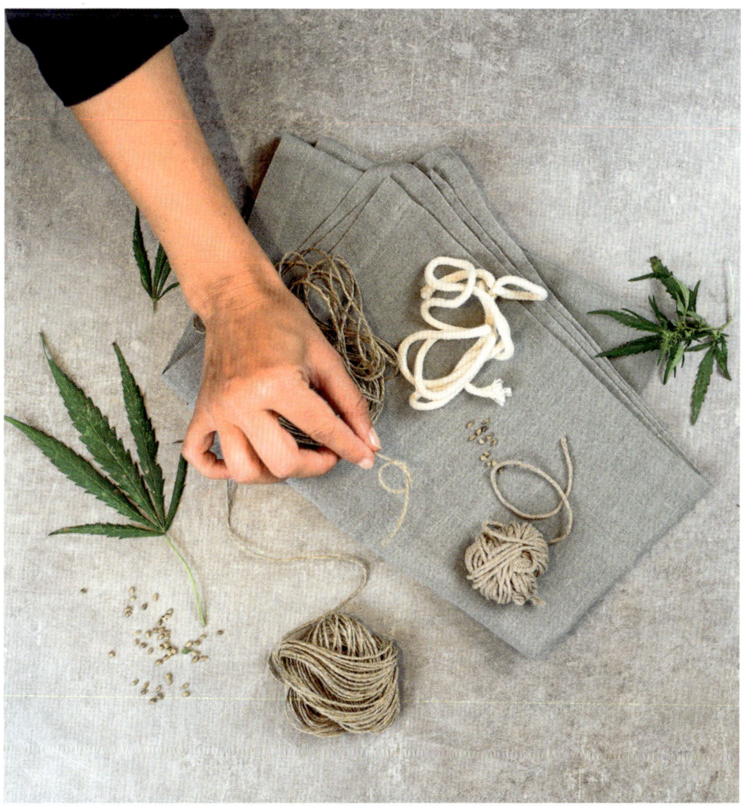

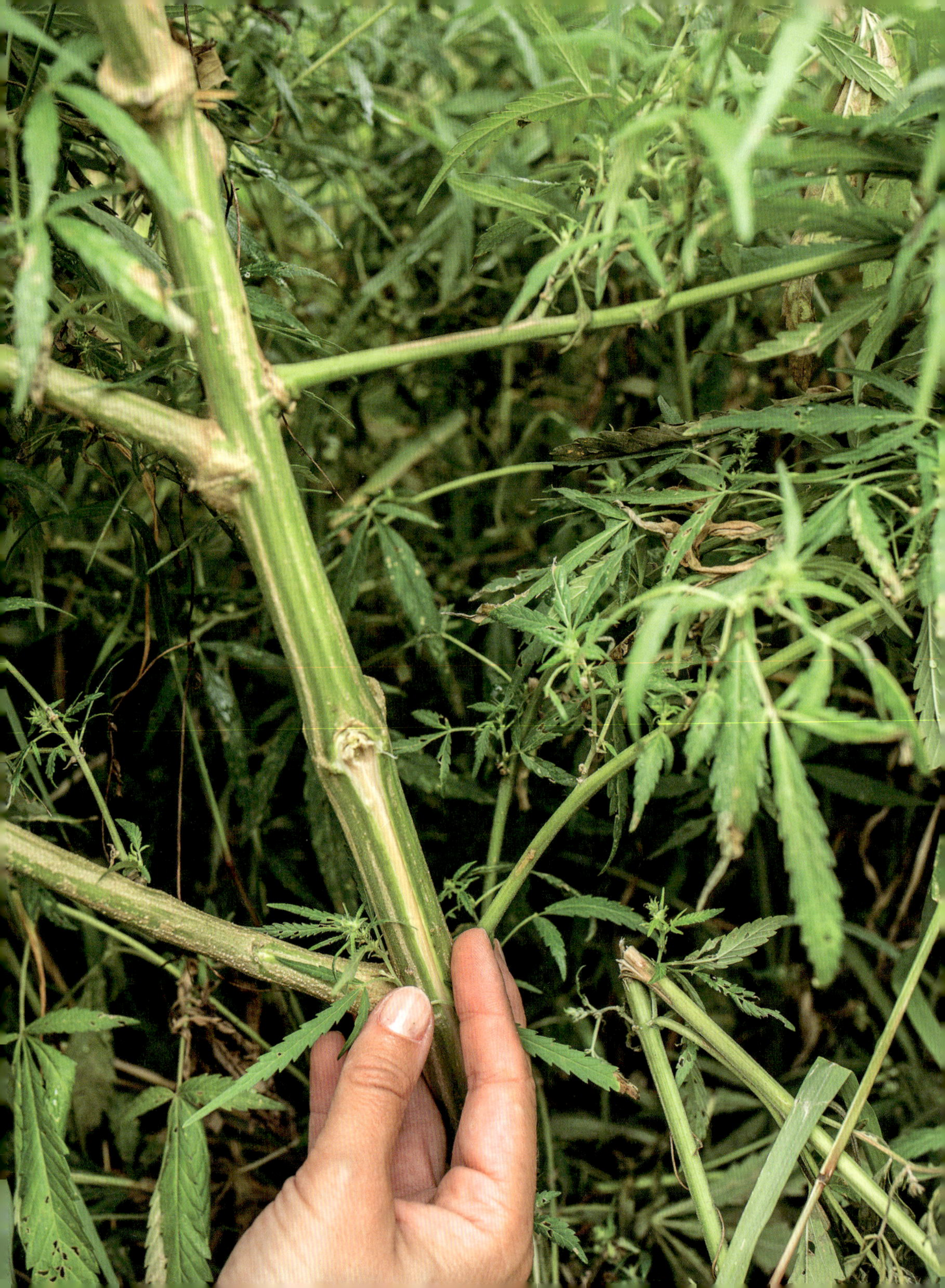

INHALTSSTOFFE UND WIRKSTOFFE

Medizinalhanf ist eine Pflanze mit einem großen medizinischen Potenzial. Sie enthält ca. 500 medizinisch wirksame Stoffe. Davon sind ca. **100 Cannabinoide**, die nach der Pflanze benannt wurden.

Die Hauptwirkstoffe sind **Tetrahydrocannabinol** (THC) und **Cannabidiol** (CBD). Diese beiden Cannabinoide bestimmen auch den sogenannten Chemotyp der Pflanze, also ob die Blüten einen hohen CBD- oder THC-Gehalt haben. Dementsprechend wirken sie unterschiedlich und werden auch rechtlich anders betrachtet.

Neben den Cannabinoiden sind auch ca. **200 Terpene** im Hanf enthalten, die auch für den Geschmack und Geruch der jeweiligen Sorte verantwortlich sind.

CANNABINOIDE

Cannabinoide sind Substanzen, die mit körpereigenen Cannabinoid-Rezeptoren interagieren. Diese Rezeptoren wurden vor etwa 20 Jahren entdeckt und seither intensiv erforscht. Wie bereits erwähnt, gibt es etwa 100 bekannte Cannabinoide im Hanf. Das Cannabinoid, das neben CBD und THC am meisten in Hanf enthalten ist, ist Cannabigerol (CBG). Aus CBG wird sowohl CBD als auch THC gebildet.

Neben diesen pflanzlichen Cannabinoiden gibt es auch Cannabinoide, die im menschlichen Körper von selbst gebildet werden (beispielsweise Anandamid). Diese werden **endogene Cannabinoide** genannt. Auch künstliche, also **synthetische Cannabinoide** werden pharmakologisch erforscht und medizinisch als Reinsubstanzen (Einzelmolekül-Substanzen in definierter Menge) angewendet.

Seit 1975 wurden mehr als 100 kontrollierte **klinische Studien** mit Cannabinoiden durchgeführt, sowohl mit den einzelnen isolierten Substanzen als auch mit Ganzpflanzenzubereitungen. Auf Basis dieser Studien wurden in zahlreichen Ländern Medikamente auf Cannabis-Basis zugelassen.

Die **psychoaktiven Wirkungen** der Cannabinoide auf das Gehirn werden mit folgenden Eigenschaften beschrieben:

- Protect: Cannabinoide schützen das Nervensystem.
- Eat: Cannabinoide wirken auf den Appetit (je nach Sorte und Indikation sowohl dämpfend als auch anregend).
- Feel: Cannabinoide führen zu gesteigerter Sinneswahrnehmung.
- Forget: Cannabinoide beruhigen das Schmerzgedächtnis.
- Relax: Cannabinoide fördern die Entspannung und reduzieren Angst, Schmerz und erhöhte Muskelspannung.
- Rest: Cannabinoide fördern einen erholsamen Schlaf.

Tetrahydrocannabinol (THC)

- psychoaktiv, nur in der Hanfpflanze enthalten
- appetitanregend
- sedierend
- schmerzlindernd
- Vorsicht: Suchtpotenzial!

Δ9-trans-Tetrahydrocannabinol (Δ9-THC) kommt nur in der Hanfpflanze vor. Es kann bis zu 25% des Gewichts der Trockenmasse (also der getrockneten Blüten) ausmachen, was für einen pflanzlichen Inhaltsstoff eine sehr große Menge ist. Sowohl THC als auch CBD liegen in der Pflanze vor allem als Säure vor und müssen erhitzt werden, um in ihre wirksamste Form überführt zu werden.

Im Gegensatz zu CBD wirkt THC berauschend **psychoaktiv**. Es wirkt **direkt auf das Cannabinoid-System** des Körpers und hat zwar keine direkte toxische (giftige) Wirkung, kann aber **psychotoxisch** wirken, also zu Angst, innerer Unruhe und Herzrasen führen.

THC als Reinsubstanz wird auch als **Dronabinol** bezeichnet. ÄrztInnen können eine magistrale (individuelle) Verschreibung über ein Suchtgiftrezept anordnen. Diese Verschreibung kommt bei Spastizität, Lähmungen und symptomatisch bei Multipler Sklerose und Nervenleiden zum Einsatz, ebenso zur Linderung chronischer Schmerzen bei PatientInnen, die auf keine andere Therapie ansprechen, außerdem zur Appetitsteigerung bei Immunschwäche und in der Krebstherapie zur Steigerung der Lebensqualität.

In Studien bei PatientInnen mit Gehirntumoren haben Kombinationstherapien mit THC und CBD das Überleben um etwa ein halbes Jahr verlängert.

So wirkt THC:

- Es reduziert Muskelzuckungen und -krämpfe.
- Es hilft gegen Abmagerung.
- Es lindert Brechreiz.
- Es lindert Schmerzen.
- Es wirkt angstlösend.
- Es wirkt beruhigend.
- Es wirkt entzündungshemmend.

Laut der europäischen Behörde für Lebensmittelsicherheit soll pro Kilogramm Körpergewicht nicht mehr als **1 Mikrogramm THC pro Tag** eingenommen werden. Bei einem Menschen mit einem Körpergewicht von 60 kg wäre die Höchstmenge also 60 Mikrogramm. Für Rauschgefühle sind etwa 10–20 Milligramm nötig (bei Inhalation), also etwa die 150-fache Menge (10 Milligramm sind 10.000 Mikrogramm).

Wenn THC eingenommen wird, ob aus medizinischen Gründen oder als Rauschmittel, ist das Abbauprodukt THC-COOH über mehrere Tage bis Wochen im Urin nachweisbar. Da sich durch die Einnahme von THC die Reaktionszeit verändert, darf danach kein Fahrzeug gelenkt werden.

Cannabidiol (CBD)

CH_3 OH H_3C CH_2 HO CH_3

- nicht berauschend, auch in Lein und Echinacea enthalten
- Mögliche Wirkung bei: Depressionen, Schlaflosigkeit, Angststörungen, Gelenkschmerzen, Demenz, Herz-Kreislauf-Problemen, Parkinson, Epilepsie, Akne, MS (Multiple Sklerose), Migräne
- Potenzial zur Rauchentwöhnung

Die wenigsten wissen, dass Cannabidiol neben Hanf auch in Lein, Echinacea und Leberblümchen (giftig) vorkommt.

CBD ist jenes Cannabinoid, welches nach THC in der höchsten Konzentration von **bis zu ca. 20%** in Hanfblüten vorkommt. Es wurde 1940 entdeckt, 1963 wurde seine chemische Struktur gefunden und in den letzten Jahren steht es im Zentrum der Cannabinoid-Forschung. CBD führt nicht zu Rauschzuständen und schwächt die berauschende Wirkung von THC in Zubereitungen, die sowohl CBD als auch THC enthalten, sogar ab.

So wirkt CBD:

- Es wirkt antiepileptisch und krampflösend.
- Es lindert (insbesondere entzündungsbedingte) Schmerzen.
- Es wirkt antidepressiv und angstlösend.
- Es wirkt entzündungshemmend.
- Es wirkt nervenschützend.
- Es wirkt zellschützend.

CBD kann **indirekt auf die körpereigenen Kommunikationssysteme** wirken und hat daher das Potenzial, bei Depressionen, Schlaflosigkeit, Angststörungen, Gelenkschmerzen, Demenz, Parkinson, Epilepsie, Akne und Multipler Sklerose zu helfen. Außerdem wirkt es positiv auf die Psyche und das Herz-Kreislauf-System.

Frei verkäufliche CBD-Produkte werden vor allem bei Angst- und Belastungsstörungen, Ein- und Durchschlafschwierigkeiten, Gelenkentzündungen, Depressionen, Muskelverspannungen und -krämpfen, Migräne und Kopfschmerzen, chronischen Schmerzen und Übelkeit eingesetzt. In Befragungen geben 42 % der KonsumentInnen von CBD-Produkten an, dass sie auf bisherige Medikation verzichten und nur noch CBD-Extrakte anwenden. 80 % der AnwenderInnen beschreiben die Behandlung mit CBD als „sehr effektiv“.

Wegen der **sicheren Anwendung** kann CBD als Begleittherapie bei vielen Krankheitsbildern von Entzündungen über psychische Erkrankungen wie Schizophrenie bis zu Krebserkrankungen eingesetzt werden. Präklinische (im Labor) und klinische Studien (am Menschen) zeigen vielversprechende Behandlungsmöglichkeiten auf.

Bei ärztlichen Verschreibungen von CBD werden synthetische CBD-Kristalle mit der gleichen chemischen Struktur wie CBD aus der Hanfpflanze durch Erwärmen in Miglyol (Neutralöl) aufgelöst. Standardmäßig werden Lösungen mit 100 mg CBD/ml hergestellt.

2019 wurde Epidiolex® in Europa zugelassen. Die CBD-haltige Lösung wird bei epileptischen Kindern ab 2 Jahren angewendet. Klinische Studien haben gezeigt, dass das Medikament als Kombinationstherapie eine **signifikante Abnahme von**

Krampfanfällen bewirkt. In anderen Studien wurde festgestellt, dass CBD bei PatientInnen mit **Schizophrenie** zu einer signifikanten Verbesserung der Symptome führt. Bei **Blutstammzelltransfusionen** lag das Risiko einer Abstoßungsreaktion um 70 % niedriger als ohne CBD.

CBD wirkt auf mehreren Ebenen im Körper. Zu den **komplexen Wirkmechanismen** von CBD zählen eine Stimulation des Vanilloid-1-Rezeptors, der bei Entzündungsprozessen eine Rolle spielt, und eine Hemmung des Abbaus des körpereigenen Cannabinoids **Anandamid**, das gegen psychische Erkrankungen wirkt. Die genauen Wirkweisen sind jedoch noch nicht vollständig erforscht und bekannt.

TERPENE

Cannabinoide sind an sich geruchsneutral. Der **typische Geruch von Hanf** ist hauptsächlich auf die Terpene zurückzuführen, von denen die Hanfpflanze etwa 200 produziert. Terpene sind die Grundbausteine von ätherischen Ölen und in allen Pflanzen enthalten, besonders in den duftenden Blüten. Im Hanf werden die Terpene gemeinsam mit den Cannabinoiden in den Harzdrüsen (Trichomen) eingelagert und wirken zusammen (synergistisch).

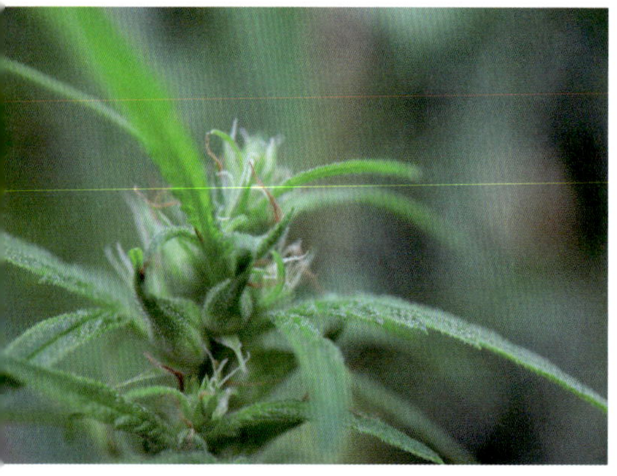

Drei wichtige Terpene im Hanf sind Myrcen, Limonen und Linalool. Durch ihre chemische Struktur können sie durch Zellmembranen wandern und die Blut-Hirn-Schranke, die den Austausch zwischen Blut und Gehirn überwacht, passieren, wodurch sie sehr direkt wirken können.

Myrcen ist das in Cannabis am häufigsten vorkommende Terpen, es macht mehr als 30 % des Terpengehalts aus. Es entfaltet einen Geruch von Hopfen, Minze und Zitrone. Dieses Terpen wirkt schmerzstillend, antibiotisch und entzündungshemmend.

Limonen kommt besonders in Zitrusfrüchten vor und hat eine pilztötende und krebshemmende Wirkung. Dieses Terpen wirkt stimmungsaufhellend und antidepressiv, weil es wegen seiner Molekularstruktur bis in das Gehirn gelangen und dort die Aufmerksamkeitsspanne und Konzentration verbessern kann.

Linalool wirkt schmerzlindernd, krampflösend und beruhigend. Es ist auch in Lavendel enthalten.

Ätherisches Hanföl

Ätherisches Hanföl besteht aus den jeweils in der Hanfpflanze enthaltenen Terpenen und wird durch Wasserdampf-Destillation der Blüten hergestellt, wie auch andere ätherische Öle (z. B. ätherisches Lavendelöl). Im Gegensatz zu Speise-Hanföl aus den gepressten Hanfsamen verflüchtigt sich ätherisches Hanföl an der Luft.

Ätherisches Hanföl enthält neben den Terpenen nur minimale Mengen an Cannabinoiden, da diese nicht wasserlöslich sind. Es wird wegen seines intensiven Duftes und Geschmacks als Geschmacksverstärker Hanfprodukten wie Hanfbier oder Hanfhonig zugegeben, in der Aromatherapie gegen Stress eingesetzt oder Massageölen gegen Gelenkschmerzen beigefügt.

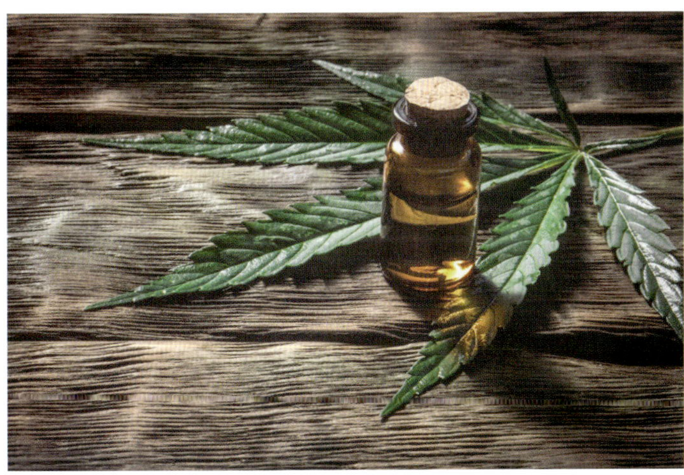

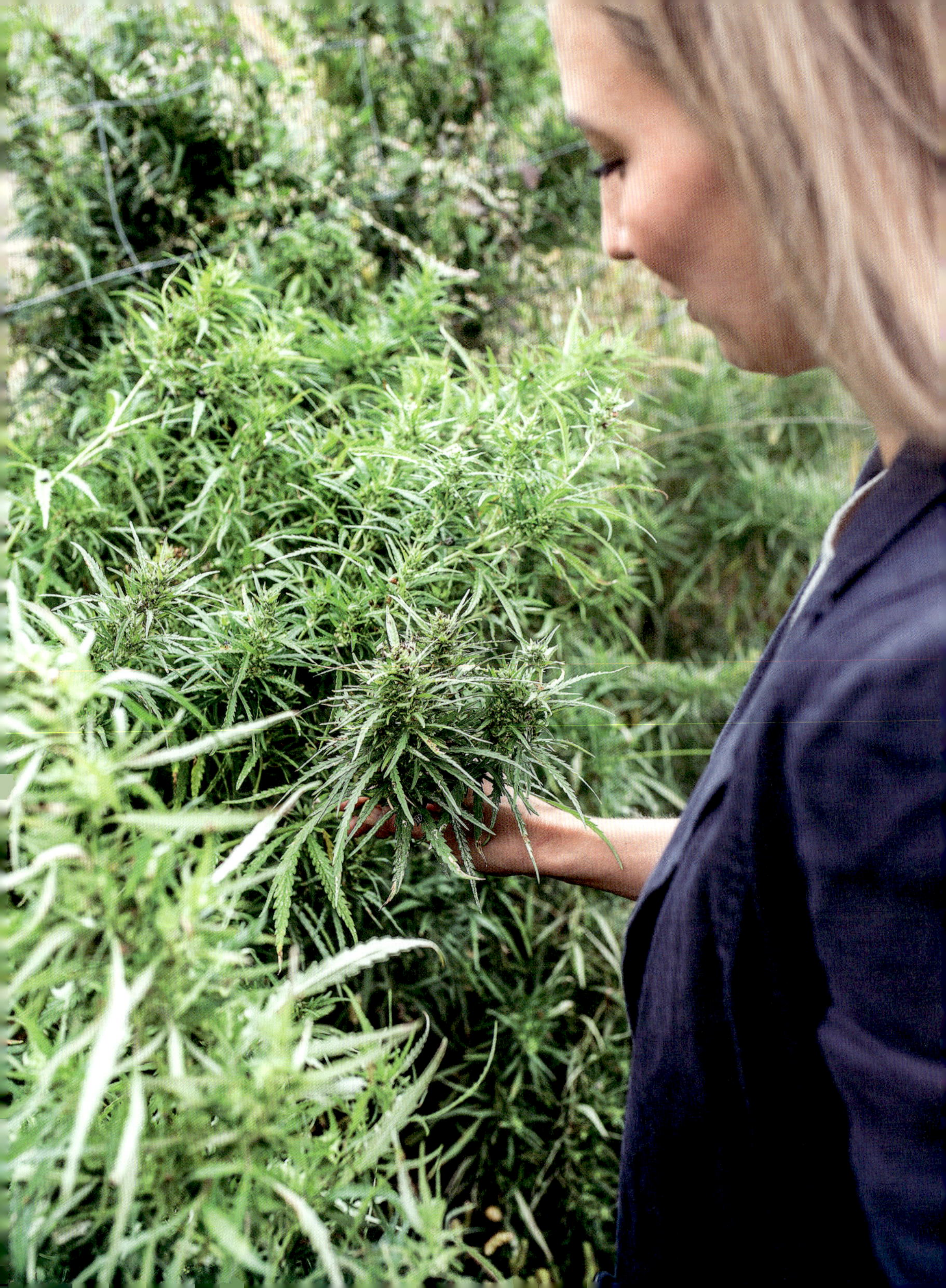

PHARMAKOLOGISCHE WIRKUNGEN

ENTOURAGE-EFFEKT UND VOLLSPEKTRUM-EXTRAKTE

Der **Entourage-Effekt** beschreibt, dass isolierte Reinsubstanzen und einzelne Moleküle weniger biologische Aktivität besitzen als die Pflanzenstoffgemische aus der ganzen Hanfpflanze. Ein Extrakt aus der gesamten Pflanze wirkt also umfassender als z. B. nur die Reinsubstanz CBD.

Die Hanfpflanze besitzt eine Vielzahl von Phytocannabinoiden (pflanzlichen Cannabinoiden) und Terpenen, welche im Organismus viele Wirkungen auslösen und miteinander **synergistisch wirken**, also ihre Einzelwirkungen gegenseitig verstärken.

Wenn die ganze Hanfblüte als Ausgangsstoff verwendet wird, spricht man von **Vollspektrum-Hanfextrakten.**

In Studien mit Mäusen wurde beobachtet, dass reines synthetisches CBD bei Darmentzündungen nicht so stark wirkt wie die gleiche Menge CBD in einem Vollspektrum-Extrakt.

Entourage bedeutet wörtlich übersetzt **Gefolge**, also jemandes Begleitmannschaft. Wie bei einer Konzertreihe die ganze Band „en tour“ umfassendere Musik spielen kann als ein Instrument allein, wirken mehrere Stoffe in Kombination stärker als nur ein einzelner.

PHARMAKOLOGISCHE EFFEKTE VON CBD

Die Forschungsgruppe um Pisanti hat 2017 eine Übersicht über die **pharmakologischen Effekte**, also die medizinischen Wirkungen von CBD, der letzten 20 Jahre zusammengestellt.

CBD zeigt folgende pharmakologischen Effekte bei diesen Krankheitsbildern:

- entzündungshemmende Effekte bei Alzheimer und Demenz
- Schutz der Nervenzellen bei Parkinson
- antientzündliche Effekte bei Multipler Sklerose
- weniger Krampfanfälle bei Kindern und Erwachsenen mit Epilepsie
- entzündungshemmende Effekte bei Gehirnschädigungen durch Sauerstoffmangel
- reduzierte Muskelspannung bei Schmerzen
- verbesserte Konzentrationsfähigkeit bei Angststörungen
- Verkleinerung der Infarkt-Regionen bei Herz-Kreislauf-Erkrankungen

KLINISCHE STUDIEN

Es gibt eine Vielzahl von klinischen Studien, die sich mit der Wirkung von Hanf und seinen Inhaltsstoffen auf den Körper von **Mensch (klinische Studien) und Tier (präklinische Studien)** beschäftigen. Auch wenn die genauen Wirkmechanismen nicht ganz klar sind, kann man auf diese Weise sehen, bei welchen Beschwerden messbare Verbesserungen eintreten.

2020 hat die Forschungsgruppe um Larsen im *Journal of Clinical Medicine Research* die aktuellen klinischen Ergebnisse zu CBD zusammengefasst.

CBD zeigte unter anderem Folgendes:

- eine signifikante Reduktion von Angst in Versuchen, bei denen ProbandInnen mit sozialen Ängsten vor anderen Personen sprechen sollten
- subjektiv empfundene Ängste wurde teilweise gemindert
- schizophrene PatientInnen konnten Gefühlsausdrücke besser erkennen und psychotische Symptome wurden gelindert
- Besserung der Symptome bei Darmentzündungen
- Verringerung der Häufigkeit und Intensität epileptischer Anfälle
- Verbesserung des Hautbildes bei trockener, unelastischer, unreiner Haut und Schuppenflechte

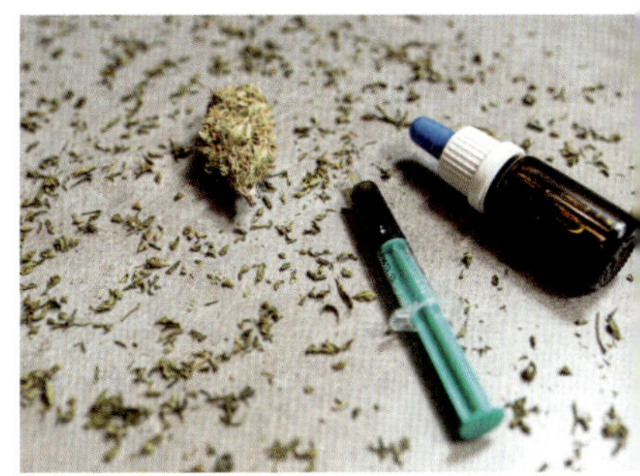

Mehrere Studien zeigen, dass sich durch CBD das **Immunsystem** bei verschiedenen Krankheiten wie Multipler Sklerose, Arthritis und Diabetes verbessert. Durch die Verminderung von Entzündungsreaktionen durch CBD kommt es zu einem krebshemmenden Effekt. CBD zeigt außerdem stärkere **nervenschützende Effekte** als die Vitamine C und E.

Die **Zusammensetzung** von Cannabis unterliegt großen **Schwankungen**, weil sie vom Standort der Pflanze, den Boden- und Lichtverhältnissen und den klimatischen Bedingungen abhängig ist. Daher werden im medizinischen Bereich vorwiegend Reinsubstanzen verwendet, um die Ergebnisse gut miteinander vergleichen zu können.

CBD: PSYCHOAKTIVE WIRKUNGEN OHNE RAUSCH

Häufig wird THC als „psychoaktiv" und CBD als „nicht psychoaktiv" bezeichnet. Da beide Substanzen allerdings auf die Psyche wirken, also eine Aktivität auf Nervenzellen zeigen, muss genauer zwischen der berauschenden Wirkung, die von THC ausgelöst wird, und der **nicht berauschenden, aber dennoch psychischen Wirksamkeit** von CBD unterschieden werden.

Während die bewusstseinsverändernde Wirkung von THC in der Behandlung unerwünscht ist, sind die positiven Wirkungen von CBD auf die Psyche bei Depressionen, Angststörungen oder Schizophrenie erwünscht, da sie die Wahrnehmung nicht verändern und die Lebensqualität erhöhen.

DAS CANNABINOID-SYSTEM IM KÖRPER

Wie schon erwähnt, wirken THC und CBD auf das Endocannabinoid-System. Der Wortanfang „Endo-" stammt aus dem Griechischen und bedeutet „innen". Das

Endocannabinoid-System ist also das körpereigene System, auf das Cannabinoide wirken. Es wurde erst im Zusammenhang mit der Forschung an Cannabis entdeckt, obwohl es sehr weit verbreitet ist – neben dem Menschen haben auch Säugetiere (Hunde, Katzen), aber auch Vögel, Fische und sogar Amphibien ein Endocannabinoid-System.

Dieses System wirkt als **Regulator des Nervensystems**. Beim Menschen ist das Cannabinoid-System ab dem Alter von 18 Jahren voll ausgeprägt.

THC hat eine **direkte Wirkung** auf dieses System, **CBD** hingegen eher eine **indirekte Wirkung**. CBD blockiert beispielsweise ein Enzym, das das körpereigene Glücksmolekül und Endocannabinoid Anandamid abbaut.

Der Name **Anandamid** für das körpereigene Cannabinoid leitet sich vom Wort „Ananda" (Glückseligkeit) aus dem Sanskrit ab. Dieser Botenstoff ist nämlich für viele positive Mechanismen im menschlichen Körper zuständig. Anandamid wird im Schlaf, beim Genuss von Schokolade, bei der Meditation und beim Beten sowie beim Orgasmus und bei der Geburt ausgeschüttet und gelangt auch durch die Blut-Hirn-Schranke.

Nikotin, zu viel Alkohol, chronischer Stress, Pestizide sowie hoher Fett- und Zuckerkonsum beeinträchtigen das Endocannabinoid-System. Wenn es aus dem Gleichgewicht geraten ist, können die Cannabinoide aus dem Hanf helfen.

Im Körpergewebe sitzen **Rezeptoren**, die die Hauptfunktion haben, Signale von außen in das Innere der Zellen zu übermitteln und umgekehrt. Es gibt verschiedene Arten von Rezeptoren, damit alle Mechanismen im Körper gut funktionieren können. Die bekanntesten Rezeptoren im Endocannabinoid-System heißen Cannabinoidrezeptor CB1 und Cannabinoidrezeptor CB2.

Der **Cannabinoidrezeptor CB1** wurde 1988 bei Ratten gefunden. Er ist einer der häufigsten Rezeptoren im menschlichen Gehirn und ist u. a. auch in Herz, Lunge, Milz, im Magen-Darm-Trakt, Auge, Mund, in Haut, Gebärmutter, Prostata, Eierstöcken, Hoden und Knochen sowie im Gefäßsystem zu finden.

Im Stammhirn, das für lebenserhaltende Funktionen zuständig ist, sind die wenigsten CB1-Rezeptoren vorhanden. Daher ergeben sich für den Konsum von Cannabispräparaten im Vergleich zu anderen Drogen auch geringe Risiken, da Cannabinoide beispielsweise keine Hemmung der Atemregulation auslösen können, wie etwa Opioide aus dem Schlafmohn.

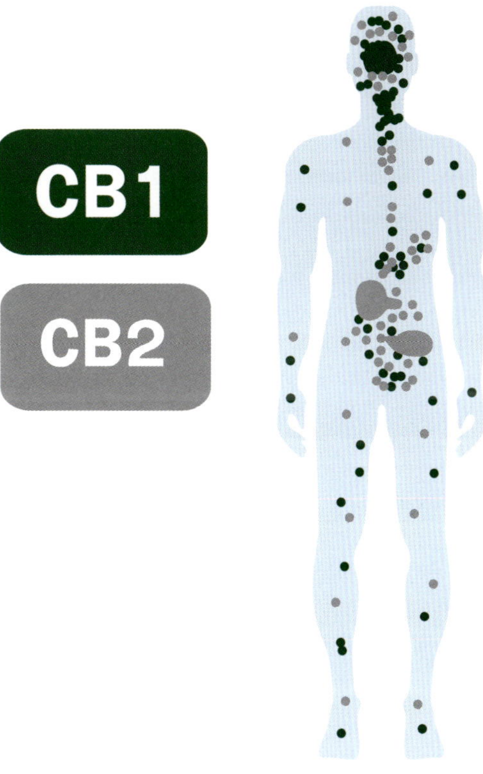

Der **Cannabinoidrezeptor CB2** wurde 1993 in Immunzellen entdeckt. Er findet sich vor allem auf Immunzellen wie Makrophagen, die in den Körper eingedrungene Erreger wie Bakterien oder Viren vernichten, auf Lymphozyten im Blut wie den Killerzellen, auf Monozyten, die Eindringlinge auffressen, auf Granulozyten, die Infekte abwehren, sowie in Mikroglia, den Immunzellen des Gehirns, die insbesondere nachts wie eine Müllabfuhr Entzündungsbotenstoffe abbauen. Auch in Lunge, Knochen, Haut, im Magen-Darm-Trakt, in Spermatogonien (Vorläufern von Samenzellen), Eizellen, im Darmnervensystem, im Hippocampus (Teil des Gehirns, der wichtig für das Gedächtnis ist) und im Zerebellum (Kleinhirn) wurden Cannabinoidrezeptoren CB2 gefunden.

Zu Beginn der Entdeckung des Endocannabinoid-Systems nahm man an, dass der CB1-Rezeptor vor allem auf Nervenzellen im Gehirn und der CB2-Rezeptor vor allem in Immunzellen im Körper lokalisiert sei. Mittlerweile wurden beide Rezeptoren im ganzen Körper verteilt entdeckt.

Die Cannabinoidrezeptoren im Gehirn spielen eine bedeutende Rolle bei der Ausschüttung wichtiger Neurotransmitter wie Dopamin, Serotonin, Oxytocin und Histamin. Die Rezeptoren befinden sich auch in den Schmerzregionen und im Rückenmark. Der CB2-Rezeptor ist vermehrt im Lymph- und Immungewebe zu finden. Daran kann man schon erahnen, in wie vielen Geweben und Bereichen das Endocannabinoid-System beteiligt ist.

Grob vereinfacht wird nach aktuellem Wissensstand Folgendes angenommen: Werden **CB1-Rezeptoren** aktiviert, wird ein Gefühl von **Schmerzlinderung, Stressreduktion und Wohlbefinden** ausgelöst. Bei der Aktivierung von **CB2-Rezeptoren** kommt es zur Besserung und Beruhigung von **Entzündungsprozessen**.

THC wirkt direkt auf das Cannabinoid-System und führt beispielsweise zu einer vermehrten Ausschüttung des Glückshormons Dopamin.

Alle Säugetiere haben Cannabinoidrezeptoren und eigene (endogene) Cannabinoide, auch schon in der Muttermilch. Daher wird auch in der Veterinärmedizin an Cannabinoiden geforscht.

Neben Cannabinoiden aus der Hanfpflanze wurden auch weitere natürliche Substanzen gefunden, die mit dem Endocannabinoid-System in Wechselwirkung treten. Auch das Terpen β-Caryophyllen, das sowohl in Hanfblüten als auch in Gewürzen wie Oregano, Basilikum und Zimt vorkommt, aktiviert den CB2-Rezeptor.

Eine **abwechslungsreiche Ernährung** mit Nutzpflanzen, Heilpflanzen und Gewürzen ist also nicht nur geschmackvoll, sondern hat auch umfassende Wirkungen auf unseren Organismus.

ANWENDUNGSGEBIETE IN DER MEDIZIN

Seit dem 18. Jahrhundert wird Hanf prophylaktisch und therapeutisch bei **Migräne** eingesetzt, um das Schmerzempfinden zu lindern und die Anfallshäufigkeit zu verringern.

CBD zeigt eine antikonvulsive Wirkung, d.h. es löst Krämpfe, und wird insbesondere bei **Epilepsie**, zum Beispiel beim Dravet- oder Lennox-Gastaut-Syndrom, schweren kindlichen Epilepsieformen oder auch bei tuberöser Sklerose, einer Krankheit, die mit Fehlbildungen der Haut einhergeht, erforscht.

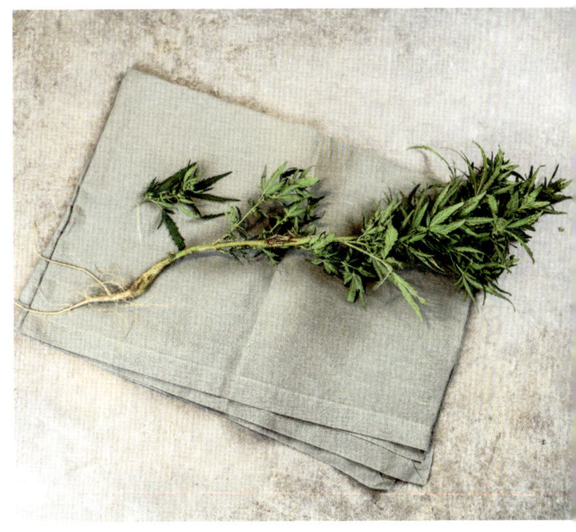

Zudem kann CBD gegen **Angststörungen** wirken, was bei Schizophrenie genutzt werden kann.

Bei **Hauterkrankungen** wie Psoriasis (Schuppenflechte) wirkt es positiv auf die Epidermis, die obere Hautschicht, und bei Akne kann es die Trockenheit der Haut lindern und die Regeneration fördern.

Weiters kann CBD die Nervenzellen schützen, Entzündungen lindern, die Zellen vor Oxidation schützen und das Immunsystem modulieren. Daher könnte es als Therapeutikum bei Krankheiten wie **Parkinson, Alzheimer und Chorea Huntington** eingesetzt werden, bei denen Gehirngewebe zerstört wird. Auch bei Augenerkrankungen wie beim Glaukom (grüner Star) wird die Wirkung von CBD untersucht, da sich auch im Auge Cannabinoidrezeptoren befinden.

CBD kann die Therapie von hypoxisch-ischämischer Enzephalopathie, einer **Schädigung des Gehirns** bei der Geburt durch Durchblutungs- und Sauerstoffmangel, unterstützen. Bei PatientInnen mit **Multipler Sklerose**, bei denen die Nervenmarkscheiden entzündet sind, zeigen sogar schon klinische Studien eine Verminderung des Kopfwackelns und eine Verbesserung der sehr zittrigen Handschrift.

Die **tumorhemmenden Wirkungen** von Hanf und CBD zeigen sich insbesondere bei Gehirntumoren im Zentralnervensystem sowie bei Tumoren des Blutsystems wie Leukämie. In Studien weisen cannabinoide Therapeutika eine Minderung des Tumorwachstums auf, eine Reduktion der Metastasen, eine Verstärkung der Wirkung von Chemotherapeutika, eine Hemmung des Einwachsens von Blutgefäßen in das kranke Gewebe sowie den kontrollierten Zelltod von kranken Zellen (Apoptose), der die sauberste Möglichkeit darstellt, um Krebs zu bekämpfen.

Auf die Psyche zeigt CBD eine antidepressive, stimmungsaufhellende Wirkung.

Alle diese Mechanismen müssen zwar noch viel genauer in klinischen Studien erforscht werden, wegen der hohen Verträglichkeit von Cannabinoiden ist die Hoffnung aber groß, dass in naher Zukunft Therapiemöglichkeiten mit klaren Dosis-Wirkungs-Fenstern entwickelt werden.

Auch in der **Corona-Pandemie** sind Hanf und CBD wieder in mehr ins allgemeine Bewusstsein gerückt. Laut Medienberichten wird Cannabis auch auf Intensivstationen eingesetzt. Covid-19-PatientInnen berichten über eine merkliche **Besserung der Symptome**, allerdings ist die Anzahl der untersuchten PatientInnen bis dato noch sehr gering, was klare Aussagen noch nicht zulässt.

In Studien zur **Lungengesundheit** zeigte Cannabis bereits zuvor eine Erhöhung der Atemwegsleitfähigkeit und des Ausatmungsvolumens. Studien mit Mäusen ergaben durch CBD eine verbesserte Lungenfunktion, reduzierte Entzündungen und einen Schutz vor akutem Atemnotsyndrom nach Infekten der Lunge.

Auch das **Risiko einer Infektion** mit Coronaviren könnte CBD theoretisch lindern: Das Coronavirus SARS-CoV-2 bindet beim Menschen nämlich an den ACE2-Rezeptor (Angiotensin Converting Enzyme) und infiziert so den Organismus. CBD könnte diesen Rezeptor möglicherweise hemmen, sodass das Virus nur schwer an die Zellen binden kann.

Außerdem werden mit CBD möglicherweise auch Co-Rezeptoren in Zellen der Atemwege reduziert, was ein weiteres Eindringen in den menschlichen Körper abschwächen würde. CBD zeigt auch zellschützende Wirkungen, die die **Infektionsreaktionen abschwächen** und die Symptome einer Coronavirus-Infektion lindern können.

Im Januar 2021 wurde bei 30 stationären Covid-PatientInnen und 4 IntensivpatientInnen bei einer Dosis von 300 mg CBD (99,8 % Reinsubstanz) ein Rückgang der Entzündung und eine raschere Normalisierung der Entzündungswerte berichtet. Die PatientInnen konnten so durchschnittlich 1–2 Tage früher aus dem Krankenhaus entlassen werden.

ANWENDUNGSFORMEN UND DOSIERUNG VON CBD

CBD-Extrakte

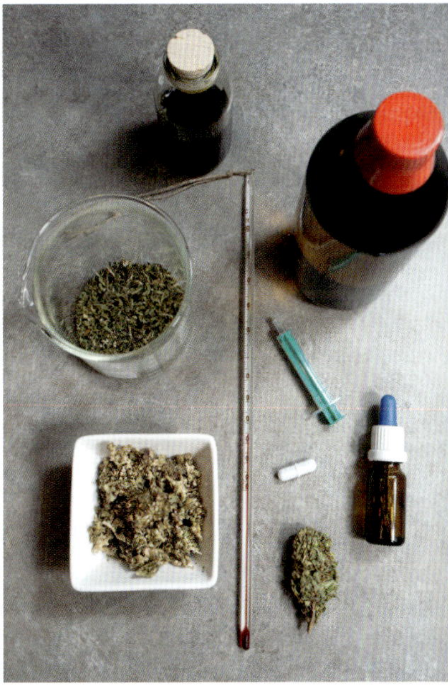

Aktuell gibt es CBD-Extrakte vor allem in Form von Kapseln und als ölige Tropfen. Für die Extraktion von Cannabinoiden wird zumeist Ethanol verwendet. Extrakte mittels Kohlendioxid sind auch sehr saubere Extrakte. Dabei wird Kohlendioxid gepresst (74 bar), wird flüssig und löst die Cannabinoide aus der Blüte. Wenn der Druck weggenommen wird, dampft es wieder gasförmig ab und verlässt so das Extrakt wieder. Allerdings werden darin Terpene und Aromastoffe nicht so gut gelöst wie in Ethanol. Die Extrakte werden anschließend meist in Öl auf die richtige Konzentration eingestellt, da die Cannabinoide fettlöslich sind.

Die frei verfügbaren Extrakte können entsprechend ihrer Beschreibung selbst eingenommen werden.

Dosierung von CBD

Die Dosis von medizinischen CBD-Zubereitungen (d. h. wenn eine Einnahme medizinisch angezeigt ist) wird in ärztlicher Begleitung individuell angepasst. Es wird eine **schrittweise Aufdosierung** empfohlen, beginnend bei 2-mal täglich 2,5 mg pro kg Körpergewicht bis zu 2-mal täglich 20 mg pro kg Körpergewicht. Als **maximale CBD-Tagesdosis** werden je nach Beschwerdebild zwischen 200 und 800 mg empfohlen. Abends kann die Dosis höher sein als tagsüber, um eine beruhigende Wirkung zu erzielen.

Erwachsene können sich wegen der guten Verträglichkeit von CBD selbst an die für sie angenehme Menge herantasten.

Bei **Heranwachsenden** darf medizinisches Cannabis, das THC enthält, **nur unter medizinischer Begleitung** und einer Nutzen-Risiko-Abwägung erfolgen. Eine private Anwendung von berauschenden Hanfprodukten bei Kindern ist illegal und kann Schäden in der kindlichen Gehirnentwicklung verursachen.

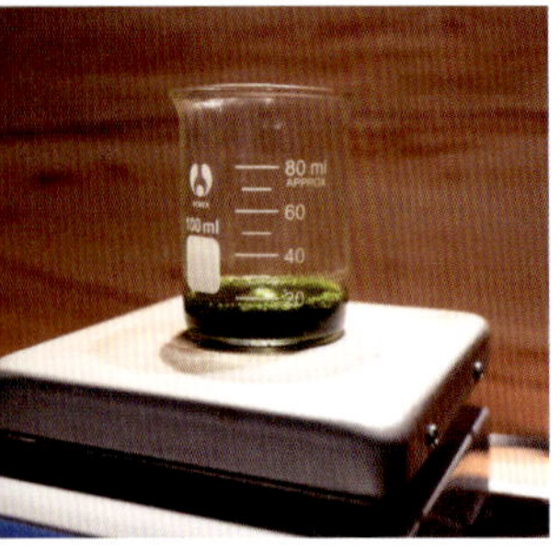

CBD-Extrakte ohne THC sieht die Weltgesundheitsorganisation im Allgemeinen auch für Kinder als gut verträglich an. Dennoch sollten alle längerfristigen oder intensiven Beschwerden und jede Anwendung von CBD bei Kindern ärztlich abgeklärt und begleitet werden.

In der **Schwangerschaft**, bei Kinderwunsch und in der Stillzeit darf THC-haltiger Hanf **keinesfalls konsumiert** werden. Auch von CBD-Zubereitungen wird abgeraten, da die Cannabinoide durch die Plazenta und Muttermilch auf das Kind übertragen werden und die Auswirkungen dessen noch unbekannt sind.

Hanfsamen, Hanfblätter oder Hanföl aus Nutzhanf aus der Naturküche mit weniger als 0,2 % THC können in geringen Mengen bedenkenlos auch von Kindern, Jugendlichen und Schwangeren verzehrt werden, dann darin befinden sich zwar die gesunden Fette und pflanzlichen Mineralstoffe, aber nur minimale Mengen an Cannabinoiden.

Anwendungsformen von CBD

Die Wirkung von Cannabidiol kann durch verschiedene Anwendungsformen erreicht werden:

Inhalation

Bei der Inhalation beginnt die Wirkung nach etwa 5 Minuten einzusetzen, da die Cannabinoide über die **Kapillargefäße der Lungenoberfläche** aufgenommen werden. Das kann durch Rauchen oder durch Dampf-Inhalation geschehen. Bei der Inhalation gelangen etwa 25 % der Cannabinoide ins Blut.

Dampf-Inhalation im Vaporizer

Bei der Dampf-Inhalation werden die Cannabinoide schnell aufgenommen und direkt bei der Anwendung decarboxyliert, also aktiviert. Das Gerät, das dafür verwendet wird, ist der sogenannte Vaporizer (Verdampfer).

Der Vorteil ist, dass der Dampf weniger Schadstoffe enthält als Rauch und der Verdampfer sehr einfach in der Handhabung ist. Die meisten Vaporizer werden mit einem Ladekabel aufgeladen, eingeschaltet, die CBD-Blüten werden eingefüllt und dann wird der Dampf direkt eingesaugt.

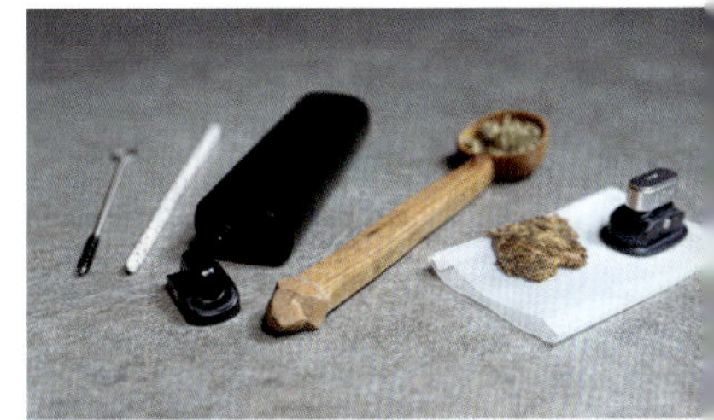

Inhalation durch Rauchen

Traditionellerweise wurde Hanf zumeist geraucht. Dafür werden die getrockneten Blüten zerkleinert und in Zigarettenpapier gerollt. Mit einem Filter können die Nebenprodukte, die beim Verbrennen entstehen, zum Teil gefiltert werden. Beim Rauchen werden die Cannabinoide mit jedem Zug intensiver, weil der Cannabinoid-reiche Teer kondensiert und sich so aufkonzentriert.

E-Zigaretten mit Ölen vermeiden! In E-Zigaretten werden auch Cannabisöle angeboten, allerdings rät die Stiftung Warentest vom Einatmen der Öle oder Aromastoffe ab, da in den USA schon Todesfälle beobachtet wurden.

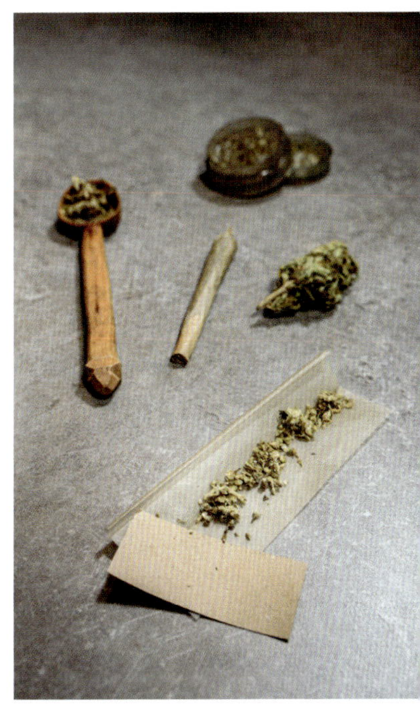

TIPP: Lassen Sie sich bei Interesse gut beraten und wählen Sie Vaporizer, die das getrocknete Kraut direkt verwenden, anstelle von öligen Zubereitungen.

Orale Aufnahme

Bei der oralen Aufnahme (über den Mund) werden die Wirkstoffe im Darm absorbiert und gelangen über die Leber in die Blutbahn. Die Zeitspanne zwischen Aufnahme und Wirkung beträgt etwa 1–3 Stunden, dafür hält die Wirkung etwa doppelt so lange an wie bei der Inhalation. Es empfiehlt sich, die CBD-Extrakte stets zur gleichen Zeit einzunehmen. Cannabidiol-Lösungen sollen nicht mit Wasser ver-

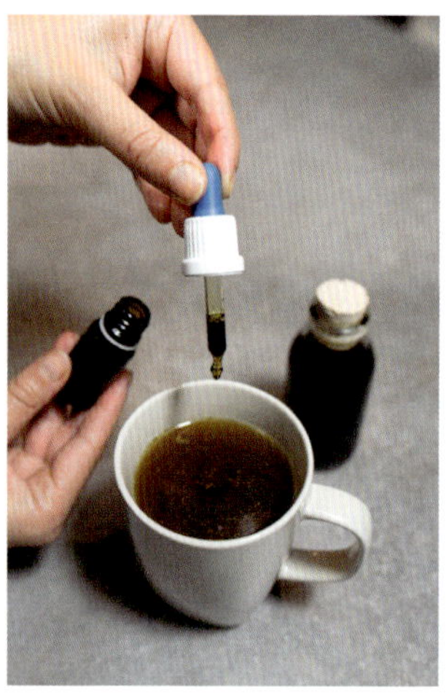

dünnt werden, es kann aber Wasser nachgetrunken werden. Auch bei der oralen Einnahme gelangen etwa 25 % der Cannabinoide ins Blut.

Unter der Zunge erreichen Cannabinoide etwa nach 15 Minuten den Blutkreislauf, daher werden manche medizinischen Hanfprodukte auch als Mundspray angewendet.

Lokale Anwendung

Eine lokale topische (oberflächliche) **Anwendung auf der Haut** ist besonders bei Akne, Schuppenflechte oder Neurodermitis wohltuend.

Als **Zäpfchen** werden die Inhaltsstoffe rektal oder vaginal gut aufgenommen und eignen sich für Menschen mit Magenbeschwerden oder als lokale Anwendung bei Darmerkrankungen oder gynäkologischen Beschwerden wie Krämpfen, Regelschmerzen oder Endometriose. Dafür werden Kokosöl und Sheabutter mit CBD versetzt. Durch die zarte Schleimhaut werden die Cannabinoide innerhalb von ca. 15 Minuten in den Blutkreislauf aufgenommen und die Bioverfügbarkeit liegt bei bis zu 75 %, das heißt, dass etwa 75 % der im Zäpfchen enthaltenen Cannabinoide aufgenommen werden können. Die Wirkung ist eher lokal, also vor allem an der Anwendungsstelle und weniger im ganzen Körper.

NEBENWIRKUNGEN

CBD hat ein **sehr gutes Sicherheitsprofil** ohne schwere unerwünschte Nebenwirkungen, das haben viele Studien in den letzten Jahrzehnten gezeigt. Bei der Anwendung können allerdings Übelkeit, niedriger Blutdruck, Kopfschmerzen, Appetithemmung, Sedierung, Konzentrationsschwäche, Hautausschläge, Durchfall, Bauchschmerzen, Blähungen und Fieber auftreten. CBD zeigt keine berauschende Wirkung.

Nebenwirkungen hat vor allem **THC**: Die Koordinationsfähigkeit und der Fokus können gemindert werden, Schläfrigkeit, Rauschgefühle, Übelkeit, Mundtrockenheit und Schwindel können auftreten.

Bisher wurde **keine tödliche Überdosis** durch die Einnahme von Cannabinoiden dokumentiert. Bei der Einnahme von THC, das zu Rauschgefühlen führt, fiel jedoch eine Häufung der Beteiligung an Verkehrsunfällen auf.

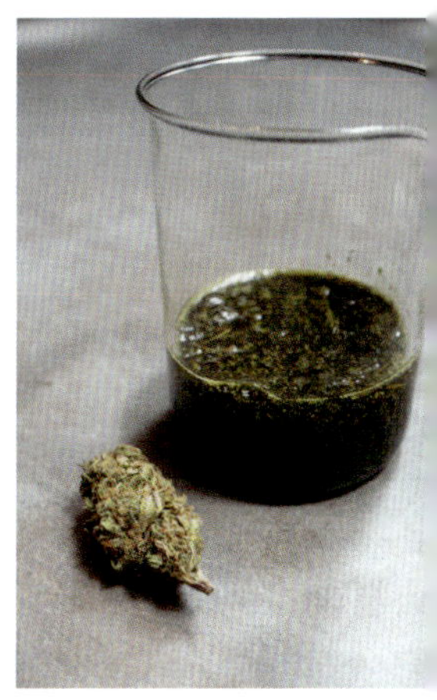

Wechselwirkungen sind sowohl bei THC als auch bei CBD möglich, wenn gleichzeitig andere Arzneimittel eingenommen werden. Die Cannabinoide wirken im Körper auf verschiedene Stoffwechselwege und können daher die Wirkung von Medikamenten wie Schmerzmitteln, Gerinnungshemmern, Säurehemmern oder Antipsychotika (Medikamente, die bei psychischen Erkrankungen eingesetzt werden) verändern. Bei der Einnahme von Medikamenten ist daher Rücksprache mit dem behandelnden Arzt bzw. der behandelnden Ärztin unerlässlich.

Die Weltgesundheitsorganisation (WHO) hat CBD offiziell als **unbedenklich** eingestuft. Der pflanzliche Wirkstoff stellt nach Einschätzung der WHO keinerlei Gefährdung der Volksgesundheit dar und provoziert keine mentale oder körperliche Abhängigkeit. Auch der Europäische Gerichtshof hat mit seinem Urteil vom November 2020 bestätigt, dass CBD kein Betäubungs- oder Suchtmittel ist.

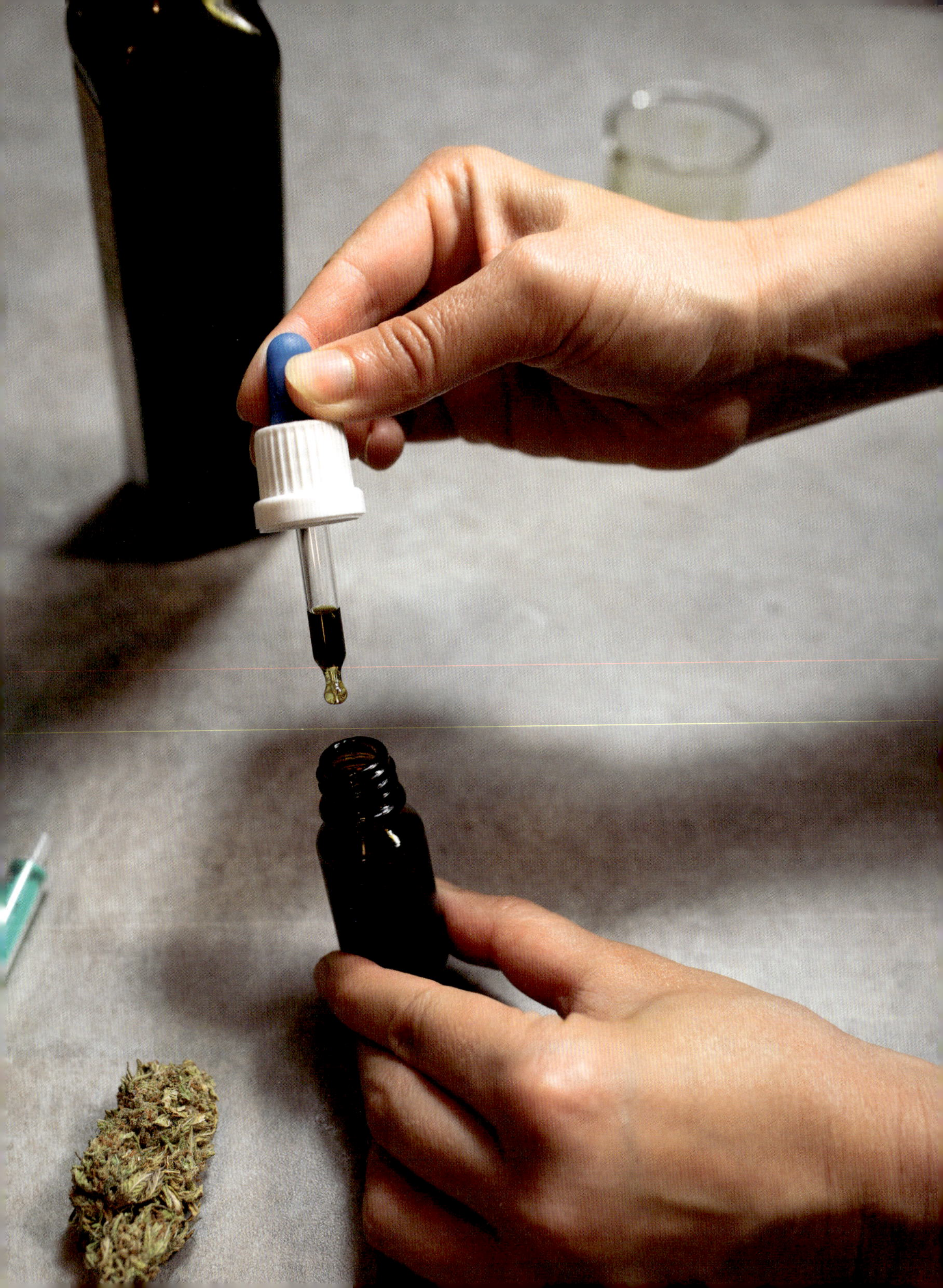

ANWENDUNG IN DER PRAXIS

Hanf und seine Inhaltsstoffe werden bei vielen Krankheiten als Begleittherapie zur Linderung der Beschwerden eingesetzt. Hanf gilt zwar nicht als eigenständiges Heilmittel, durch seine Wirkungen auf das Endocannabinoid-System können in Kombinationstherapien mit anderen Arzneimitteln aber viele Symptome gelindert bzw. reduziert werden.

Eine Anwendung von CBD für individuelle Beschwerden soll immer mit MedizinerInnen besprochen werden, insbesondere wenn regelmäßig Arzneimittel eingenommen werden.

Cannabinoide (CBD und/oder THC) aus dem Hanf werden von ÄrztInnen am häufigsten eingesetzt bei:

- Krebserkrankungen
- Chemotherapie (insbesondere gegen Übelkeit)
- Appetitmangel und Übelkeit
- Epilepsie
- Tourette-Syndrom
- Spastiken
- Phantomschmerzen
- Depressionen
- Angststörungen
- chronischem Erschöpfungssyndrom
- rheumatischen Erkrankungen
- Alzheimer
- Parkinson
- Multipler Sklerose
- ADHS
- HIV/Aids
- Autismus
- Autoimmunerkrankungen
- Rheuma
- Endometriose
- Glaukom
- Schlafstörungen
- Migräne und Kopfschmerzen
- Restless Legs
- neuropathischen Schmerzen
- Hautproblemen
- Stress

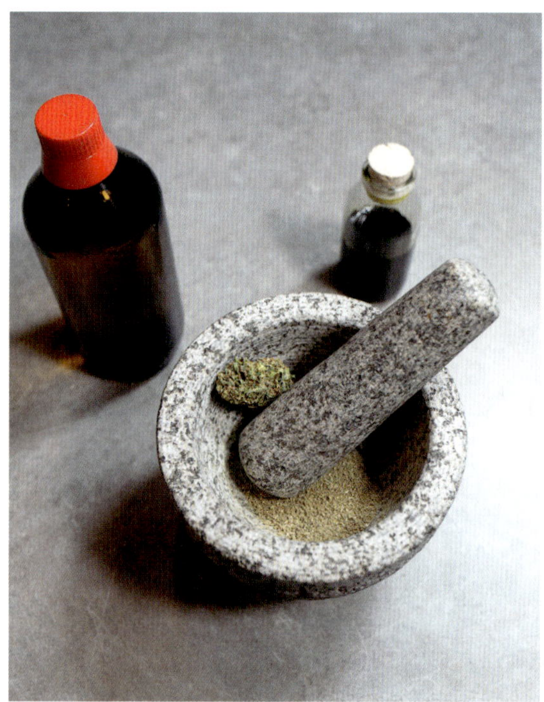

Individualisierte Medizin und personalisierte Therapie

Früher wurden Arzneimittel fix dosiert. Inzwischen folgt man in der Medizin immer mehr einem individualisierten Ansatz, d. h. die jeweiligen Umstände des oder der Einzelnen werden berücksichtigt, über die konkrete Diagnose hinaus. Beispielsweise wird schon länger nach dem Geschlecht dosiert („Gendermedizin"), und seit einigen Jahren können Therapien auch stärker personalisiert werden.

So untersucht Dr. Tamara Turnšek, Direktorin des National Institute of Biology in Ljubljana, beispielsweise, wie das Krebsgewebe von PatientInnen mit Gehirntumoren in Zellkultur (außerhalb der PatientInnen) auf CBD reagiert, um die Behandlung dann ganz individuell auf die Betroffenen anzupassen.

WISSENSWERTES ZUM EINSATZ VON CBD

Für eine Erforschung und Anwendung als Medikamente müssen Cannabisextrakte in **genauer Menge** aufgenommen werden. Zumeist werden CBD-Öle, -Tinkturen oder -Dampf-Inhalationen angewendet.

Die **Stiftung Warentest** hat Anfang 2021 17 Nahrungsergänzungsmittel mit CBD getestet. Der CBD-Gehalt entsprach im Wesentlichen der Angabe der Hersteller, vier Produkte wiesen jedoch erhöhte THC-Gehalte auf. CBD-Produkte sind auch nicht ganz billig, je nach CBD-Gehalt kosten 10 ml zwischen 10 und 100 Euro.

Daher bietet sich, wo es erlaubt ist, die eigene Herstellung von CBD-Zubereitungen aus Nutzhanf an: Das gilt für die Küche, für die kosmetische Nutzung, aber auch die Herstellung von nichtmedizinischen Produkten wie Extrakten, Tinkturen und CBD-Öl. Der Verkauf dieser Produkte ist derzeit allerdings nicht erlaubt.

Da der Gehalt an CBD bei eigenen Zubereitungen nicht abgeschätzt werden kann, sollte mit ihnen immer vorsichtig umgegangen werden.

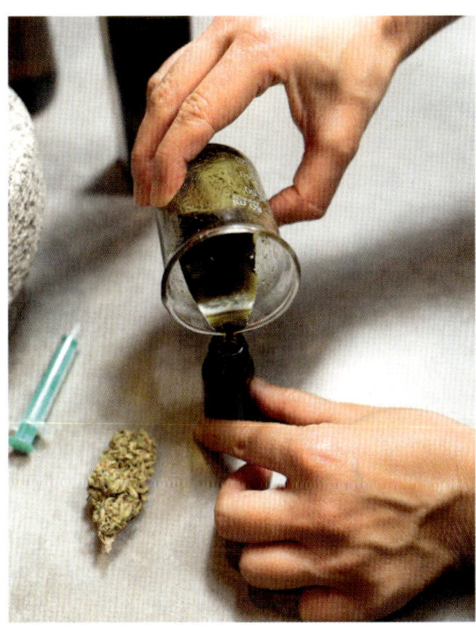

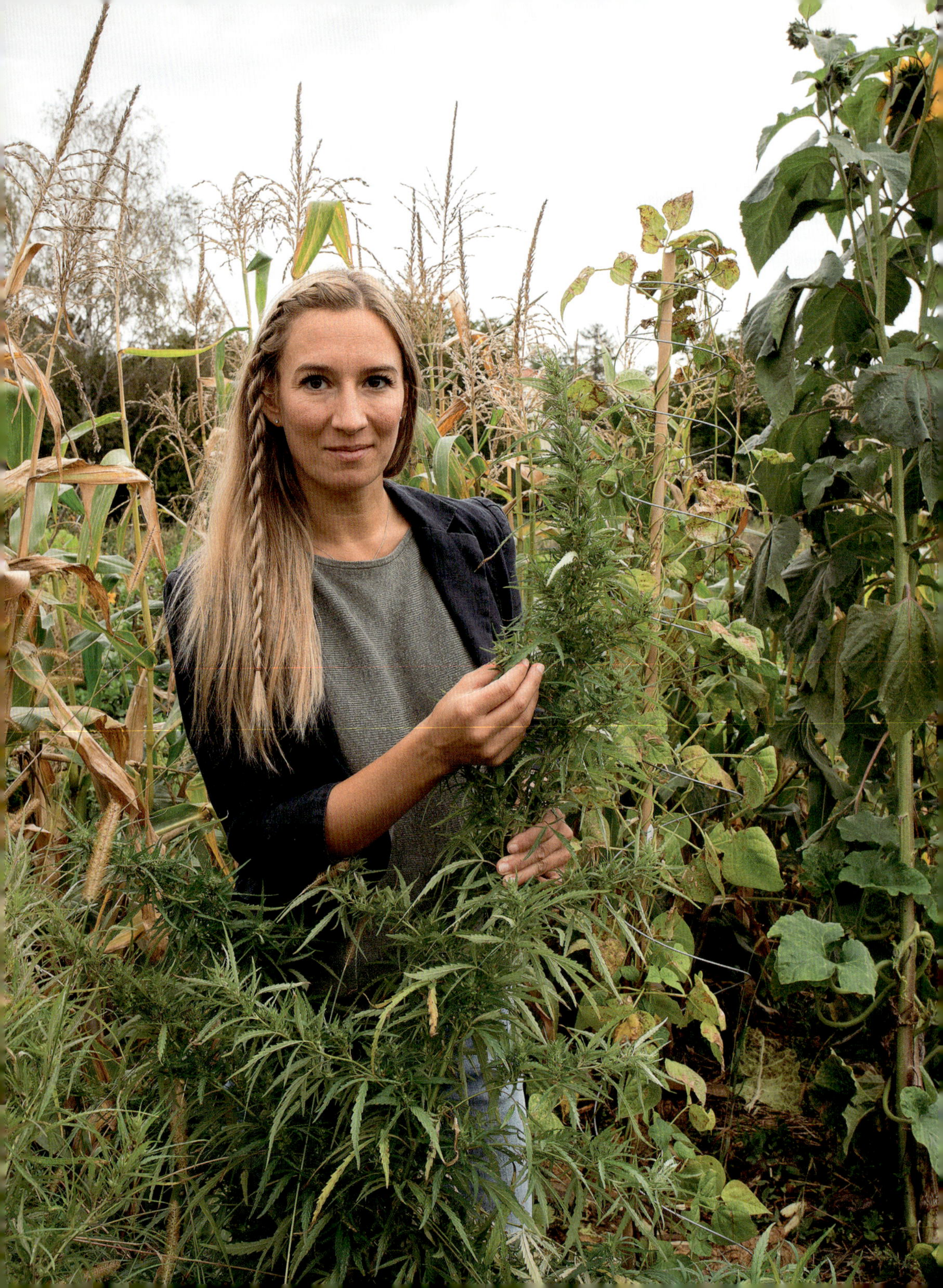

CBD-REZEPTUREN AUS LEGALEM NUTZHANF

Für die Herstellung eigener Rezepturen mit CBD dürfen nur Pflanzenteile aus zugelassenen **Nutzhanfsorten mit weniger als 0,2 % THC** verwendet werden.

Auch das **kurzfristige Aufkonzentrieren von THC** (wenn auch nur für den Moment der Herstellung mehr Cannabinoide enthalten sind als gesetzlich erlaubt, bevor verdünnt wird) ist **nicht erlaubt**. Daher empfiehlt es sich, im Zweifelsfall Produkte mit untersuchtem CBD-Gehalt zu verwenden. Bei eigenen Zubereitungen kann der CBD-Gehalt in keiner Weise eingeschätzt werden. Problemlos sind hier z. B. Ölauszüge, da bei ihrer Herstellung nie aufkonzentriert wird. Bei Extrakten hingegen kann es (unwissentlich) dazu kommen.

Bei jeder Zubereitungsform ist auf **Sauberkeit und Hygiene** zu achten und die Produkte sollen rasch aufgebraucht werden, wie bei der Herstellung eigener Marmeladen oder Kräuterprodukte. Die Zubereitungen dürfen nur für den eigenen Gebrauch verwendet werden. Wenn Produkte verkauft werden sollen, ist es notwendig, alle Anforderungen an CBD-Produkte im europäischen Raum zu erfüllen, von der Genehmigung, Hygiene und Sauberkeit über die Dokumentation und Beschriftung bis zur Anmeldung im jeweiligen Land. Bei Interesse bieten dafür die Wirtschaftskammern der jeweiligen Region alle aktuell gültigen Informationen.

AKTIVIERUNG VON CANNABINOIDEN

Es ist wichtig zu bedenken, dass die Cannabinoide in der Pflanze nicht in der bioaktiven Form vorliegen, die der Körper verwenden kann. CBD und auch THC müssen erst **erhitzt** werden, um von Körper verwertet werden zu können.

In der Pflanze sind die Cannabinoid-Moleküle nämlich an eine **Carbonsäure** gebunden (COOH-Gruppe), die erst abgespalten werden muss, um die wirkkräftigen Substanzen zu erhalten. Dies ist aber ganz einfach umzusetzen, denn beim Erwärmen verflüchtigt sich die CO_2-Gruppe (COO) wie beim Ausatmen fast von selbst. Dieser Prozess wird chemisch **Decarboxylierung** genannt.

Die Aufnahme von frischen oder trockenen Hanfblättern oder -blüten ohne Vorbehandlung hat nicht die gleiche Wirkung wie die Aufnahme von aktivierten (decarboxylierten) Pflanzenteilen. Vor jeder Zubereitung oder Anwendung müssen die Pflanzenteile daher aktiviert werden, um ihre Wirksamkeit entfalten zu können.

So werden Cannabinoide wie CBD aktiviert:
Bei der „traditionellen" Anwendung von Hanf mittels **Inhalation** passiert die Abspaltung der CO_2-Gruppe beim Erhitzen im Moment des Einatmens **automatisch** und muss daher nicht vorab durchgeführt werden.
Bei allen anderen Zubereitungen müssen die Hanfblüten **erhitzt** werden, um die aktivierten Cannabinoide in das Rezept zu schleusen.
Die Cannabinoide werden sowohl aktiviert, wenn sehr kurz sehr heiß erhitzt wird (Inhalation), als auch wenn für 60 Minuten auf ca. 100–120° C erwärmt wird. Die längere Erwärmung schont die anderen Inhaltsstoffe wie Terpene, denn diese müssen nicht aktiviert werden.

Für die **Aktivierung von Cannabinoiden** in Rezepturen gibt es drei einfache Möglichkeiten. Für jede Methode sollten die Blüten vorab mit einer Schere oder den Fingern grob zerkleinert, aber nicht zu fein vermahlen werden. Eine Konsistenz wie zarte Müsliflocken ist gut.

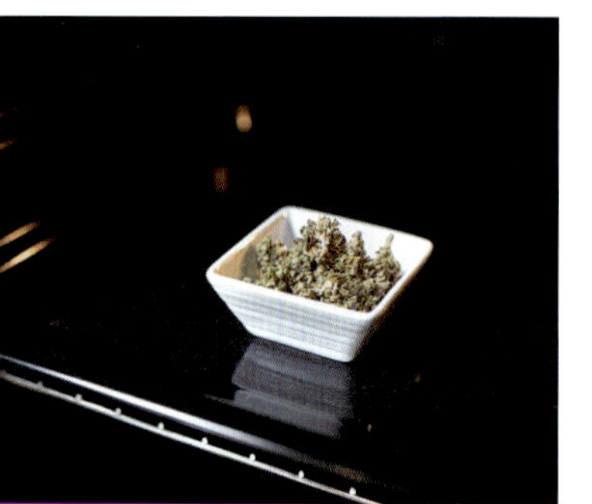

Im **Backofen**: Die Blüten werden zuerst im Backofen erwärmt. Dafür werden sie zerkleinert und auf Backpapier dünn verteilt oder in ein Einmachglas geschichtet. Dann kommen die Blüten bei ca. 110° C für 30–45 Minuten in den Backofen. Sie werden dadurch goldbraun und duften intensiv, dürfen aber nicht schwarz werden oder verkohlen.

Im **Wasserbad**: Um die Temperatur stabil zu halten, können die Blüten auch zerkleinert in ein Einmachglas gefüllt werden, das wasserdicht und hitzebeständig ist. Das Glas wird dann eine Stunde lang in kochendes Wasser gelegt. Kochendes Wasser hat eine konstante Temperatur von 100° C und im Glas bleiben die Aromastoffe der

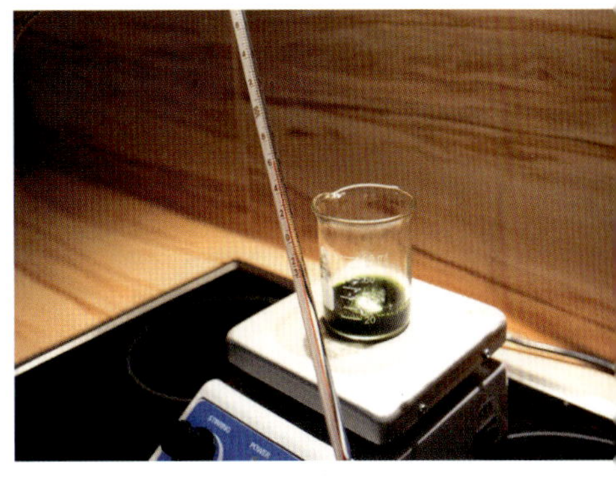

Blüten gut erhalten. Es muss darauf geachtet werden, dass die Blüten nicht nass werden, da sie sonst leicht schimmeln können.

Während der **Extraktion**: Die Blüten werden im verwendeten Lösungsmittel (Öl oder Alkohol) 60 Minuten lang auf 70–120° C erwärmt. Dabei kann man gut beobachten, wie kleine CO_2-Bläschen aufsteigen. Beim Erwärmen in Öl muss die Temperatur sehr genau beobachtet werden, damit die Blüten nicht frittiert werden. Bei Überhitzung wäre das Öl nicht mehr verwendbar. Beim Erwärmen von hochprozentigem Alkohol muss gut gelüftet werden, um keine entzündlichen alkoholischen Dämpfe zu verursachen. Sobald keine CO_2-Bläschen mehr aufsteigen, sind die Cannabinoide fertig decarboxyliert.

HERSTELLUNG VON CBD-ÖL

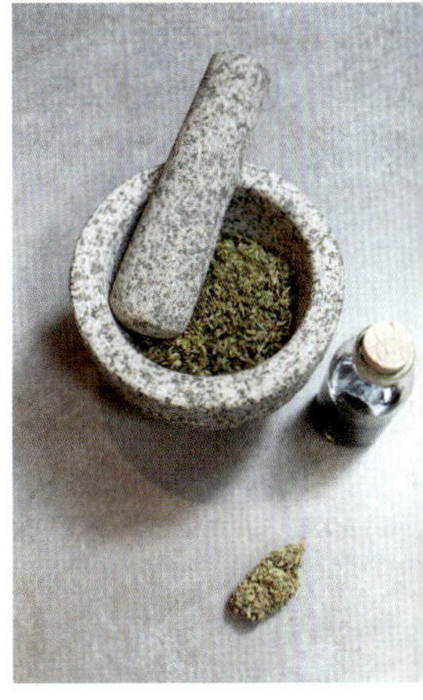

Das klassische CBD-Öl wird durch **Extraktion** der Cannabinoide aus Nutzhanf mit hohem CBD-Gehalt mit **hochprozentigem Trink-Ethanol** hergestellt. Nach der Extraktion wird das Ethanol wieder verdampft, um das CBD-haltige Öl zu erhalten. Im Labor wird zur Extraktion statt Alkohol auch flüssiges Kohlendioxid verwendet, das nach der Extraktion noch rückstandsfreier verdampft.

Das entstandene ölige Extrakt wird dann je nach Belieben mit Hanföl oder einem anderen Öl gemischt und kann tropfenweise innerlich eingenommen oder äußerlich angewendet werden. Im Durchschnitt ergeben etwa 300 Gramm Hanfblüten 10–20 Gramm reines, vollständig extrahiertes CBD-Öl (Extrakt). Das sagt allerdings nichts über die im Extrakt enthaltene Menge an Cannabinoiden (CBD und THC) aus.

Diese Methode wird auch **Rick-Simpson-Methode** (RSM) und das Produkt **Rick-Simpson-Öl** (RSO) genannt. Da dabei alle Cannabinoide gelöst und konzentriert werden, kann der Grenzwert für THC überschritten werden. Die Methode erfordert daher genaue labortechnische Kontrollen, um ein solches Extrakt legal herzustellen.

Das so zubereitete CBD-Öl ist sehr bitter, weswegen sich die Anwendung in Kapseln empfiehlt.

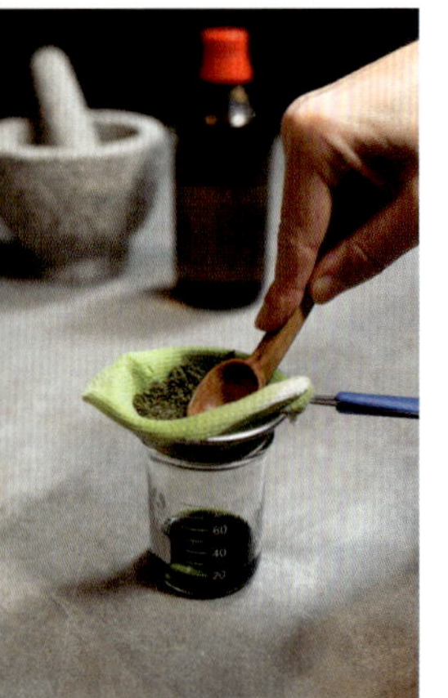

HERSTELLUNG VON CBD-TINKTUR

Tinkturen sind **alkoholische Auszüge**. Alkoholische Auszüge sind klassische Anwendungen in der Pflanzenheilkunde. Man legt dabei Pflanzenmaterial in Alkohol ein und erhält so einen alkoholischen Auszug. Für die Verwendung von aktiviertem CBD in Alkohol werden die Blüten bevorzugt vorab decarboxyliert, da Alkohol beim Erwärmen schon bei 80° C verdampft. Wenn die Temperatur gemessen wird, kann auch bei 70° C erwärmt und dabei decarboxyliert werden.

Für die Herstellung einer Tinktur werden 100 g getrocknete, decarboxylierte und fein gemahlene Nutzhanfblüten in 1 Liter reinem Trink-Ethanol (mindestens 70 %) ausgezogen. Nach etwa 2 Wochen werden die Blüten fest ausgepresst; im Labor werden dafür Tinkturenpressen verwendet. Das alkoholische Extrakt kann dann tropfenweise eingenommen werden.

Vorsicht: Bei alkoholischen Extrakten kann es durch Verdampfen des Alkohols zu einer nicht legalen Aufkonzentrierung von THC kommen.

HERSTELLUNG EINES HANFÖLAUSZUGS

Ölauszüge sind **pflanzliche Auszüge in Pflanzenöl**. Dabei werden die getrockneten Pflanzen in Öl eingelegt. Für die Extraktion von aktiviertem CBD in Öl können die Blüten vorab decarboxyliert oder direkt im Öl erwärmt werden.

Für die **Herstellung** eines Ölauszuges können 100 g getrocknete und fein gemahlene **Nutzhanfblüten** in 1 Liter hochwertigem Pflanzenöl (idealerweise Hanföl) er-

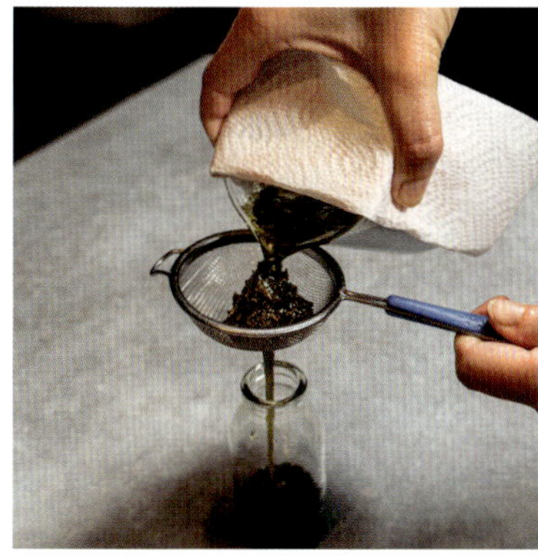

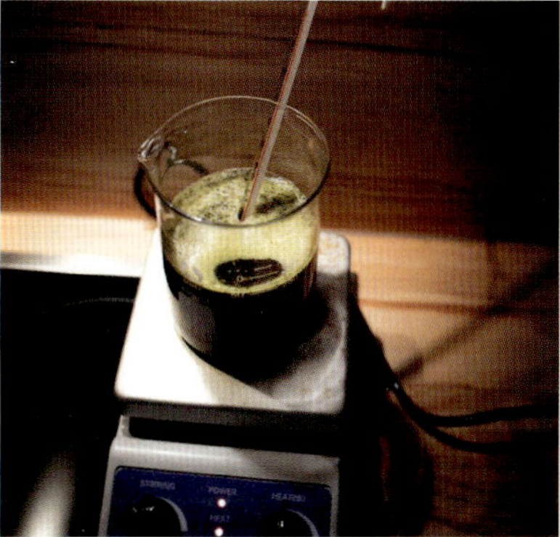

wärmt und damit ausgezogen werden. Die zerkleinerten Blüten werden hierfür im Öl 60 Minuten lang auf 100–120° C erwärmt. Dabei muss die Temperatur gemessen werden oder die Blüten im Öl müssen in einem Wasserbad erwärmt werden, in dem die Temperatur nicht über 100 Grad steigen kann. Der so hergestellte Warmauszug wird anschließend gut ausgepresst, die Blüten werden entfernt. Der Auszug kann dann tropfenweise verwendet werden.

Hanfölauszüge führen nicht zu einer Aufkonzentration von Inhaltsstoffen und können daher auch gut selbst hergestellt werden.

Wie andere Kräuterölauszüge (etwa Chiliöl) wird der Hanfölauszug am besten im Kühlschrank gelagert und innerhalb von 4–6 Wochen aufgebraucht.

ROSIN-EXTRAKTE OHNE LÖSUNGSMITTEL

Mittels einer sogenannten **Rosin-Presse** wird in größeren Anlagen seit Kurzem vollkommen auf Lösungsmittel verzichtet. Mit dieser Presse können **sehr schnell sehr reine Konzentrate** erzeugt werden, sogenannte Solventless-Hash-Öle (SHO).

Rosin-Pressen sind Geräte, die mit hohem Druck direkt die ganzen Blüten pressen. Die Parameter bei diesem Vorgang sind Zeit, Temperatur und Druck, welche regulierbar sind. Je nach Material und Rohstoff werden Druck und Temperatur variiert.

Das ölige Cannabinoid-Extrakt wird dabei innerhalb weniger Sekunden direkt aus den Harzdrüsen der Pflanzen gepresst. Dafür wird eine ganze Blüte in einem beschichteten Papier oder Teebeutel (Bild 1) direkt für beispielsweise 5 Sekunden und bei 100° C mit einem Druck von 500 kg bis 10 Tonnen gepresst (Bild 2), sodass der Extrakt durch Druck und Temperatur austritt (Bild 3), sich auf dem Papier verteilt und anschließend verfestigt („Rosin-Chip"). Diesen Extrakt (Bild 4) kann man vom Papier herunterkratzen und direkt verwenden. Auf diese Weise lassen sich

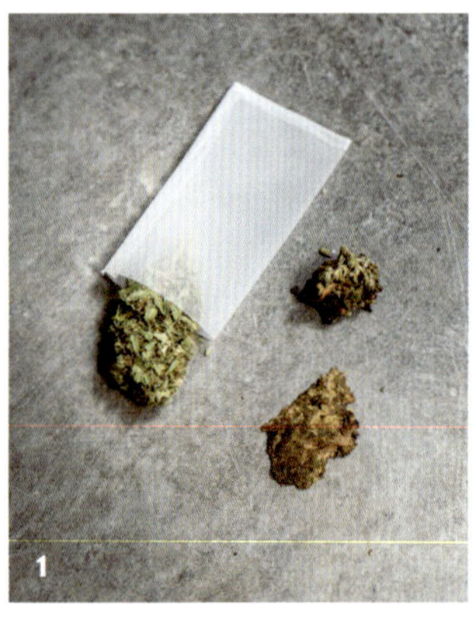
1

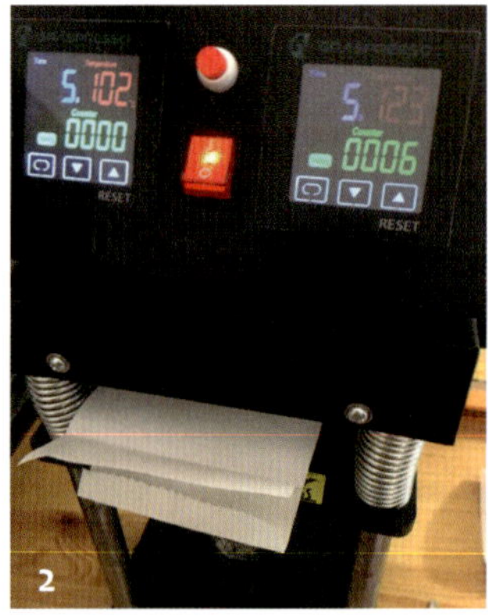

2

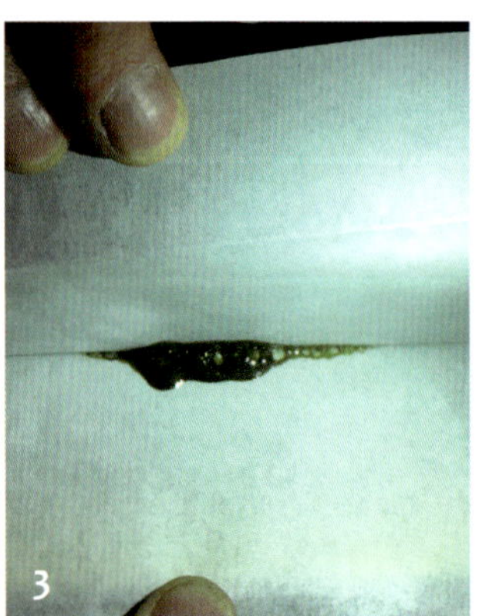
3

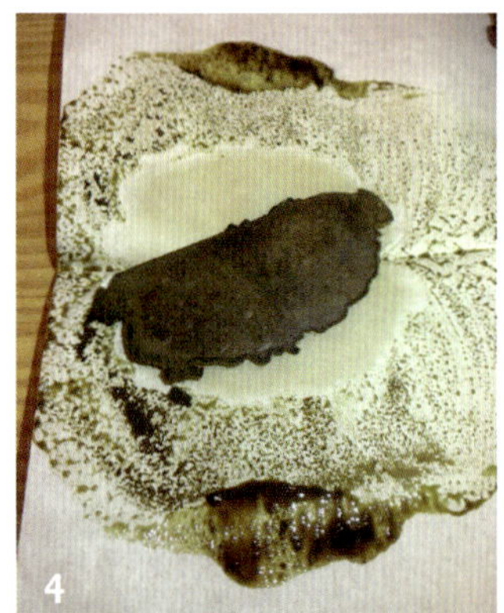
4

alle Kräuter pressen. Bei Hanfblüten fällt diese Extraktion aber in den rechtlichen Graubereich, da auch hier eine Aufkonzentrierung von THC möglich ist.

Das gewonnene reine Hanfextrakt eignet sich für jede Anwendungsmethode, beispielsweise kann man es in Hanföl lösen oder in einem Dampf-Vaporizer inhalieren.

Im Internet kursieren Artikel mit dem Vorschlag, Hanfblüten mit einem Haar-Glätteisen zu pressen und damit das ölige Harz zu extrahieren. Die Temperatur wäre dafür zwar ausreichend, allerdings ist der Druck, den ein Mensch mit den Händen verursachen kann, viel zu niedrig, um die Cannabinoide zu lösen und auszupressen.

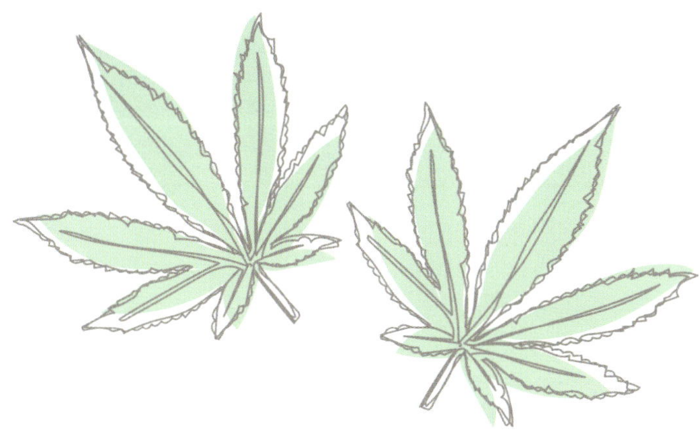

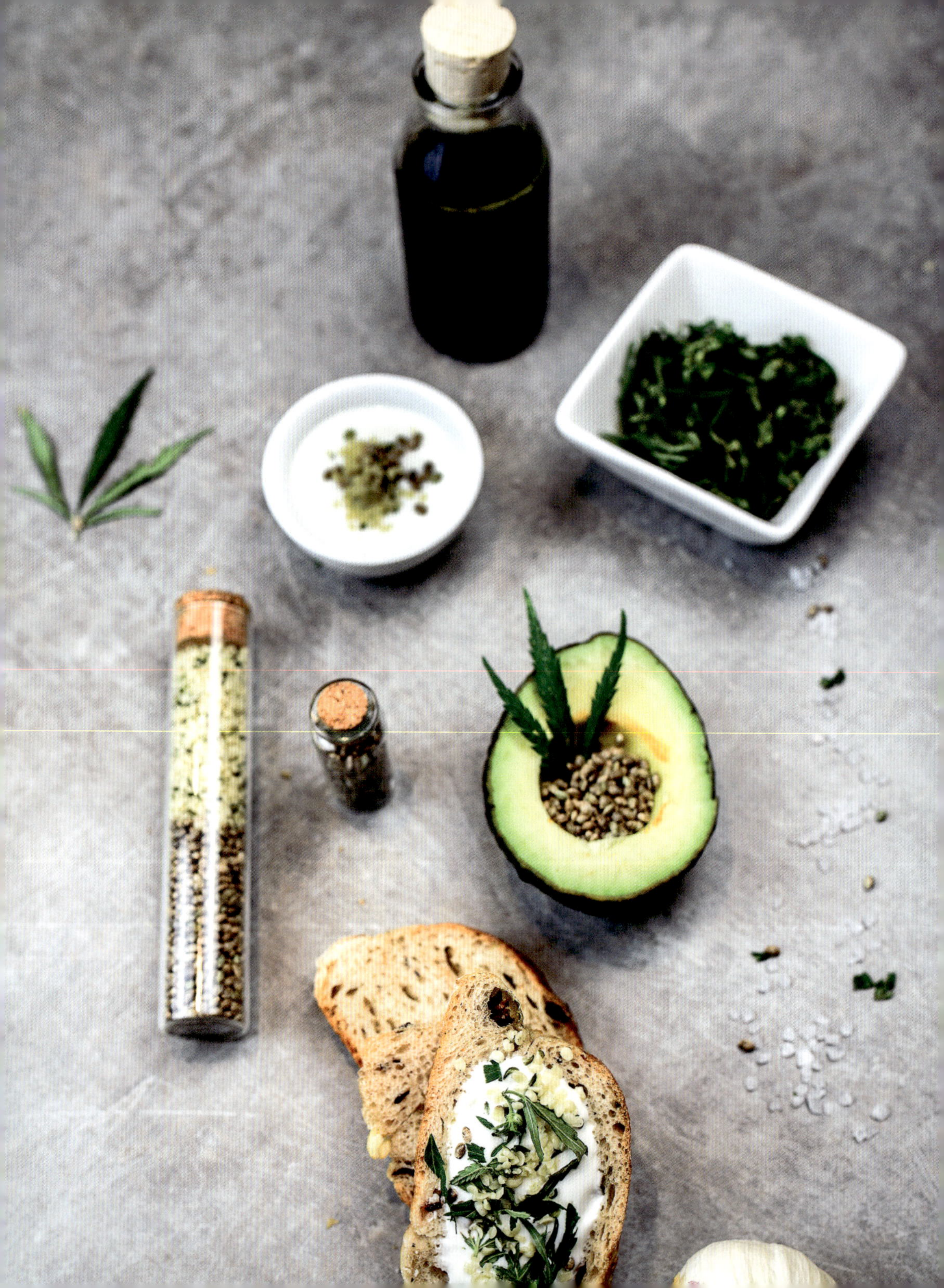

HANF IN DER GRÜNEN KÜCHE

Hanf ist eines der ältesten Superfoods in der naturnahen Küche. Die **ganze Pflanze** von den Blättern über die Blüten bis zu den Samen lässt sich verwenden und wertet den Nährstoffgehalt und Geschmack vieler Gerichte auf.

Hanf eignet sich als **hochwertige Ergänzung** auf dem Speiseplan und bietet ganz neue Geschmackserlebnisse. Neben den hier vorgestellten Grundrezepten gibt es auch viele Rezepte mit den verschiedenen Pflanzenteilen von DI Carina Frischauf, Lebensmittelwissenschafterin und Kräuterpädagogin der Genusskultur Manufaktur.

Einerseits werden **Blüten und Blätter von nicht bestäubten weiblichen Hanfpflanzen** verwendet. Sie werden auch Sinsemilla genannt (sin = ohne, semilla = Same), da sie keine Samen ausbilden. Sie enthalten Cannabinoide wie Cannabidiol, die auch durch die Nahrung aufgenommen werden können.

Wie bereits erwähnt, müssen Cannabinoide in der frischen Pflanze erhitzt werden, um aktiviert zu werden. Dadurch verflüchtigt sich das CO_2 und der Körper kann die Cannabinoide aufnehmen.

Aus weiblichen Blüten entwickeln sich die **Hanfsamen**, wenn diese durch männliche Pflanzen in der Umgebung bestäubt wurden. Botanisch sind die runden, schmackhaften Samen Nüsse. Sie sind glutenfrei, reich an Mineralien und Ballaststoffen, haben ein optimales Aminosäureprofil, beinhalten das leicht verdauliche Edestin und haben mit rund 25 % den gleichen Proteinanteil wie ein Steak.

Hanfsamen enthalten keine Cannabinoide, sind aber sehr gesund. Sie können auch geröstet, gesalzen oder gezuckert werden und sind so besser als jede andere Nascherei. Sie sorgen für ein schnelles Sättigungsgefühl und helfen so auch beim Abnehmen.

Aus den gemahlenen Hanfsamen wird **Hanfmehl** hergestellt und aus den ganzen Hanfsamen mittels Pressverfahren Hanföl.

Hanföl enthält über 90 % mehrfach ungesättigte, essentielle Fettsäuren, die der Körper nicht selbst produzieren kann. Es darf nicht erhitzt werden und schmeckt umso aromatischer, je grüner es ist. Es enthält ein ideales Verhältnis von Omega-6- zu Omega-3-Fettsäuren von 3 : 1. Wegen der enthaltenen ungesättigten Fettsäuren darf Hanföl, wie andere Öle mit Omega-Fettsäuren (z. B. Leinöl), nicht erhitzt werden, da sich sonst ungesunde Transfettsäuren bilden.

Der **Ölkuchen**, der beim Öl-Pressen übrigbleibt, wurde früher dem Viehfutter zugegeben und ist wegen seines hohen Nährwerts auch ein sehr gutes Mastmittel in der Tierzucht.

Auch die **Blätter** von Nutzhanf können in der Küche verwendet werden und schmecken beispielsweise in Smoothies gut. Hierzu eignen sich Blätter von Nutzhanf, der angebaut werden darf (je nach Land und Gesetzeslage, die sich derzeit rasch ändert) bzw. legale Blätter aus dem Handel (z. B. aus Nutzhanfblättertee).

Keimlinge aus den Samen sind wahre Vitaminbomben, da sie immer eine höhere Nährstoffdichte haben als die erwachsenen Pflanzen.

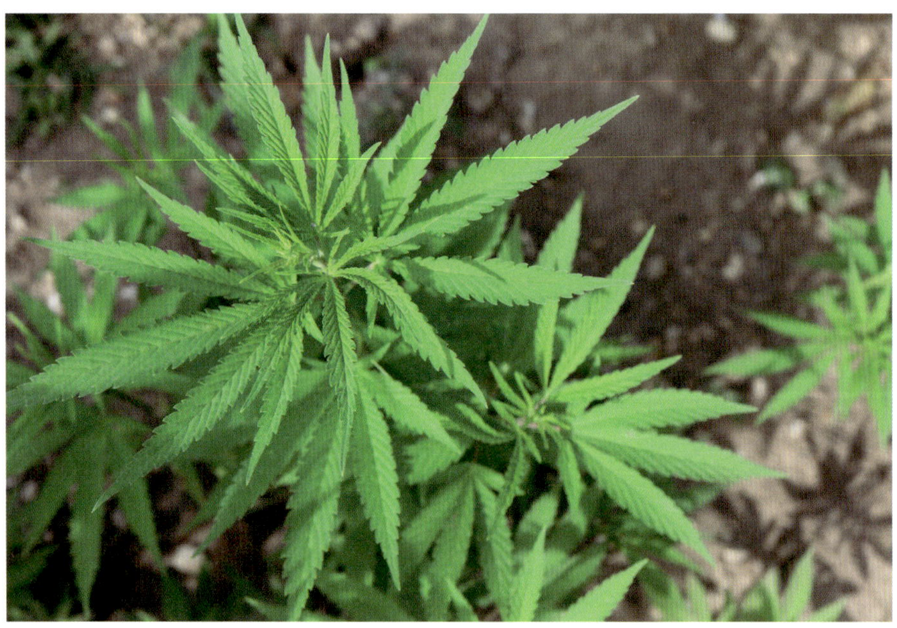

REZEPTE MIT NUTZHANF

Hanftee

Zutaten für 1 Portion:

1 EL CBD-Nutzhanfblätter und -blüten
½ TL Hanföl
1 Tasse Wasser
1 Schuss Milch oder Nussmilch

Zubereitung:

Nutzhanfblätter und -blüten mindestens 15–30 Minuten in Wasser mit einem Schuss Milch oder Nussmilch zugedeckt kochen, damit sich die fettlöslichen Cannabinoide lösen können. Warm genießen.

Hanfblütensirup

Zutaten:

2–10 g Nutzhanfblüten
1 kg Sirupzucker
1 l Wasser

Zubereitung:

Nutzhanfblüten in Wasser 45 Minuten lang mit geschlossenem Deckel kochen, anschließend Hanfblüten absieben und Sirupzucker einrühren. Den Absud heiß in saubere Flaschen füllen und später mit Wasser verdünnt genießen.
Der Blütensirup ist etwa 6–12 Monate haltbar und wird am besten im Kühlschrank gelagert.

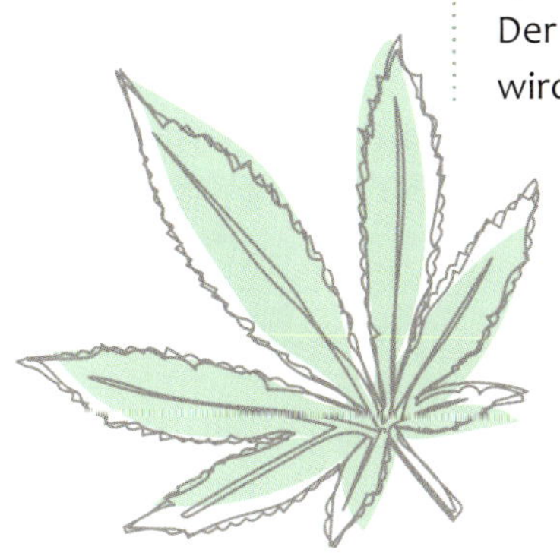

Hanfsamendrink

Zutaten für 1 Portion:
150 g Hanfsamen mit oder ohne Schale
250 ml Wasser
Süßungsmittel (Datteln, Ahornsirup, Zucker, Honig etc.) nach Belieben

Zubereitung:
Die Hanfsamen in einer Kaffee- oder Gewürzmühle zerkleinern, dann in einen Mixer geben, mit Wasser aufgießen und für einige Minuten möglichst hochtourig mixen. Mit einem dünnen Baumwolltuch abseihen und gut ausdrücken. Nach Belieben und Geschmack Süßungsmittel zugeben und den Drink mit Wasser auffüllen, bis die gewünschte Konsistenz erreicht ist.

TIPP: Zusätzlich zu den Hanfsamen können auch andere Nüsse zugegeben werden, z. B. Macadamia-Nüsse.

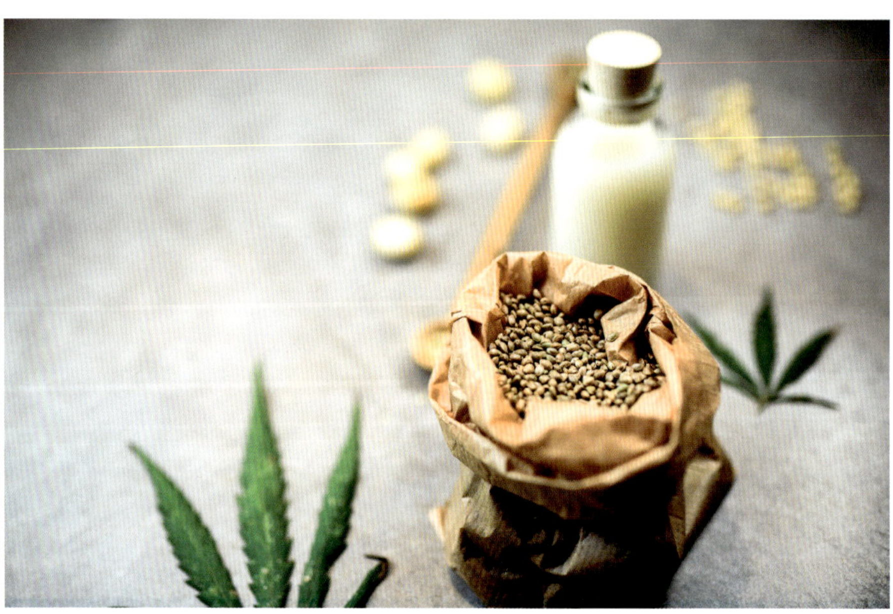

Hanfsamenmüsli

Zutaten für 1 Portion:

1 EL geschälte Hanfsamen
1 EL ungeschälte Hanfsamen
4–8 EL feine Haferflocken
Gojibeeren oder Rosinen nach Belieben
200 ml Nussmilch (z. B. Cashewmilch, Mandelmilch, Haselnussmilch)
Honig oder Ahornsirup

Zubereitung:

Alle Zutaten in der Nussmilch erwärmen. Honig oder Ahornsirup einrühren und genießen.

Avocado mit Hanfsamen

Zutaten für 1 Portion:

2–4 EL geschälte Hanfsamen
1 Avocado
1 Prise Salz
Etwas Hanföl

Zubereitung:

Avocado halbieren, Kern entfernen. Hanfsamen mit Salz vermischen und an Stelle des Kerns einfüllen. Ein paar Tropfen Hanföl hinzufügen. Löffeln und genießen.

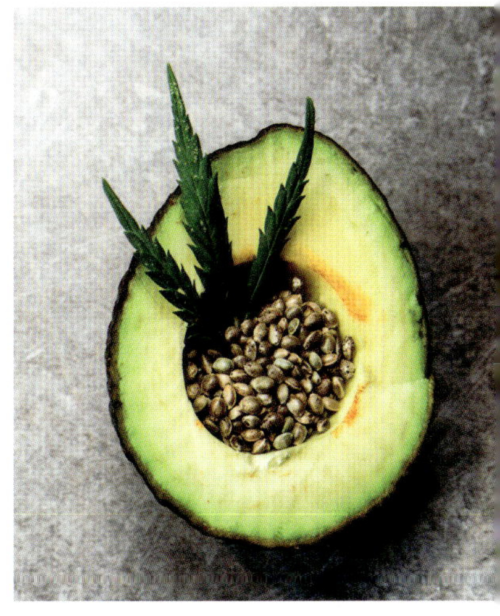

Pikanter Hanfblätteraufstrich

Zutaten:
1 kleine Handvoll Hanfblätter
1–2 Knoblauchzehen
250 g Topfen/Quark oder Sauerrahm/saure Sahne
Salz, Pfeffer
Geschälte Hanfsamen
1 EL Hanföl

Zubereitung:
Hanfblätter klein hacken, Knoblauch zerkleinern. Hanfblätter, Salz, Pfeffer und Knoblauch in den Topfen bzw. Rahm einrühren. Nach Belieben mit geschälten Hanfsamen und Hanföl verfeinern.

TIPP: Passt gut zu Ofenkartoffeln oder auf getoastetes Brot.

Hanf-Pesto

Zutaten:
120 g Hanfsamen
2–3 EL Hanföl
50 g geriebene Mandeln oder Cashewkerne
1 Bund Basilikum, Petersilie oder Giersch
½ TL Salz

Zubereitung:
Alle Zutaten in einen Standmixer geben und mixen. Pesto in saubere Gläser abfüllen und mit Öl bedecken.
Ergänzt Käsespätzle und jedes Nudelgericht.

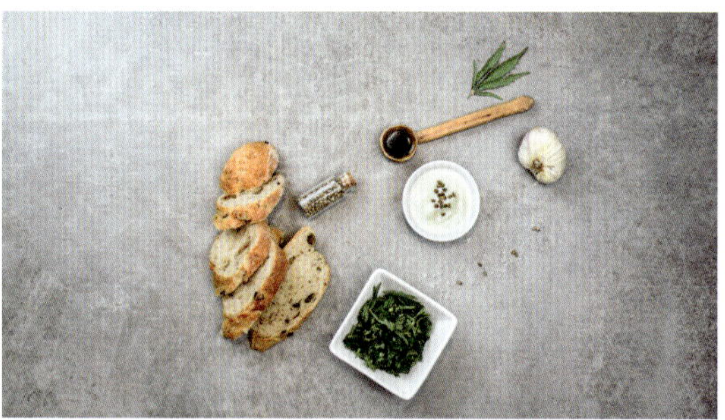

Zitronen-Hanf-Knoblauch-Öl

Zutaten:
50 g Hanfblätter
5 Knoblauchzehen
Saft von 2 Zitronen
½ TL Salz
100 ml Olivenöl

Zubereitung:
Hanfblätter und Knoblauch in einen Standmixer geben, mixen und 5 Minuten ruhen lassen. Zitronensaft und Salz zugeben und noch einmal mixen, anschließend 10 Minuten ruhen lassen.
Olivenöl einrühren und das Öl in saubere Gläser abfüllen. Im Kühlschrank lagern.
Ergänzt jedes Fisch- und Nudelgericht.

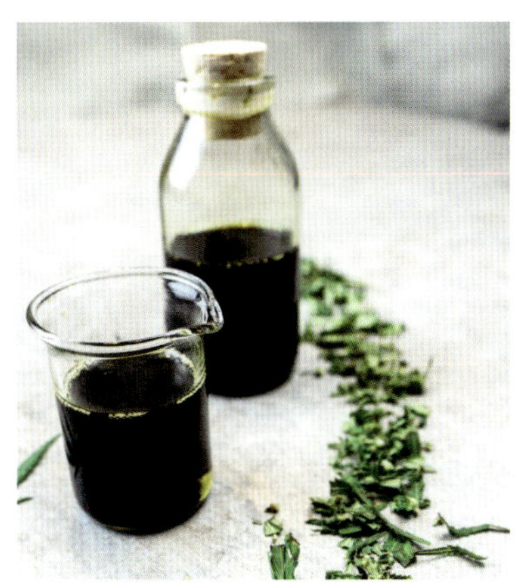

Hanfsalz

Zutaten:
1 Handvoll getrocknete Hanfblätter
1 Handvoll grobkörniges Salz

Zubereitung:
Hanfblätter fein hacken, mit Salz mixen und als herb-würziges Salz verwenden.

Cannabinoid-haltige Hanfbutter

Zutaten:

20 g getrocknete Hanfblüten
250 g Süßrahmbutter

Zubereitung:

Butter im Wasserbad schmelzen, aber nicht zu stark erhitzen (idealerweise 80–100° C). Hanfblüten in einer Kaffee- oder Gewürzmühle zerkleinern. Die zerkleinerten Hanfblüten in die zerlassene Butter geben und eine Stunde lang auf 80–100° C erwärmen, um die Cannabinoide zu aktivieren. Zwischendurch umrühren und darauf achten, dass nichts anbrennt. Durch ein Baumwolltuch abseihen, in Formen gießen und erkalten lassen.

Die Hanfbutter ist wie herkömmliche Butter zu verwenden, kann auch eingefroren werden und schmeckt nussig-krautig.

Süßer Hanfsamenaufstrich

Zutaten:

200 g Hanfsamen ohne Schale
1 Prise Kakao oder Zimt
Süßungsmittel (Honig, Zucker oder Ahornsirup)

Zubereitung:

Hanfsamen in einer Kaffee- oder Gewürzmühle oder einem Hochleistungsmixer zerkleinern, bis Öl austritt. Die Masse immer wieder zusammenschieben und weitermixen, bis ein streichfähiger Aufstrich entsteht. Zum Schluss eine Prise Zimt oder Kakao und Süßungsmittel zugeben.

Bei Heißhunger löffeln oder aufs Brot streichen.

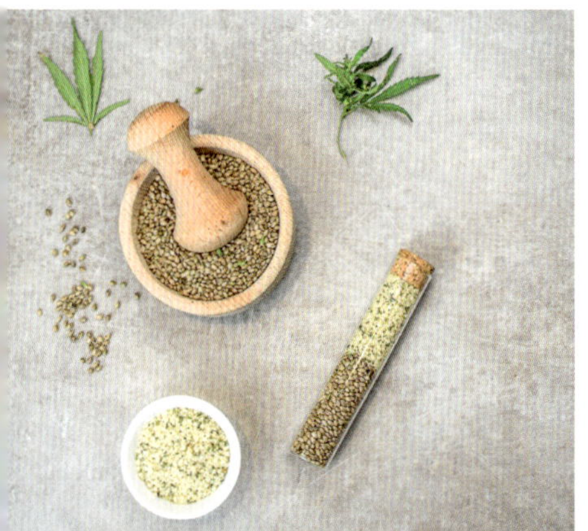

Cookies aus Nutzhanf

Zutaten:

5 g geriebene Hanfblätter und/oder -blüten
120 g Zucker oder Rohrohrzucker
130 g Butter oder Margarine
250 g Mehl
Kleine Schokoladenstücke
1 TL Backpulver

Zubereitung:

Hanfblätter und/oder -blüten mit Zucker mischen, mit Butter bzw. Margarine, Mehl, Schokoladenstücken und Backpulver vermengen. Masse entweder zu einer Rolle formen und Scheiben abschneiden oder zu Kugeln formen und diese flachdrücken. Im Backofen bei 150 Grad für 20–25 Minuten backen (dabei werden die Cannabinoide aktiviert).

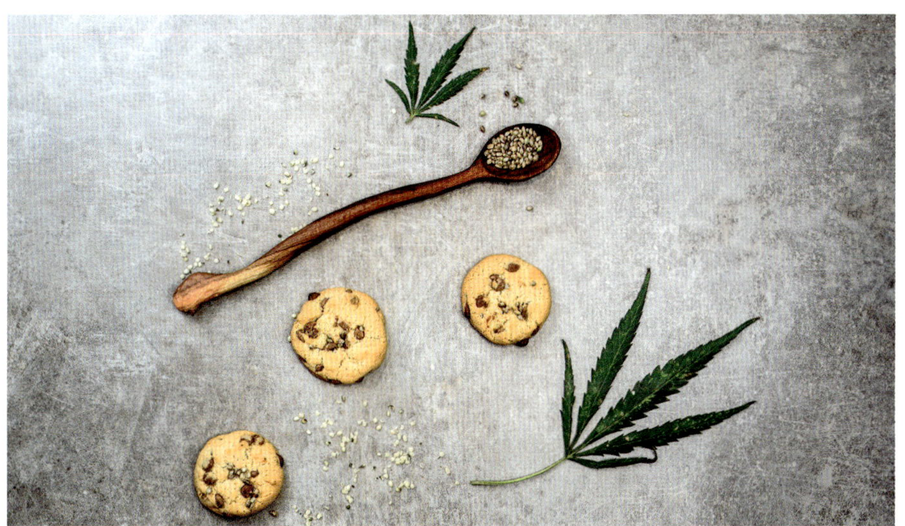

Hanf-Nuss-Eis

Zutaten:

500 ml Haselnussmilch
3 reife Bananen
100 ml Ahornsirup
4 EL Haselnussmus
1 Prise Salz
150 g Haselnüsse
1–2 EL CBD-Hanfölauszug
Hanfsamen als Dekoration

Zubereitung:

Haselnussmilch mit Bananen, Ahornsirup, Haselnussmus und Salz fein pürieren und mit einer Eismaschine verarbeiten oder in einer Kuchenform im Gefrierschrank fest werden lassen. Die Haselnüsse fein hacken und mit etwas Ahornsirup in einer Pfanne langsam karamellisieren lassen. Die karamellisierten Haselnussstücke gemeinsam mit dem CBD-Ölauszug unter die Masse rühren. Im Gefrierschrank ganz durchfrieren lassen.
Vor dem Genießen bei Raumtemperatur 10 Minuten antauen lassen, damit das Eis cremig wird. Mit Hanfsamen bestreut servieren.

Hanfhonig

Zutaten:

1 kleines Glas Honig
1 EL CBD-Öl
10 Tropfen ätherisches Hanföl

Zubereitung:

Honig mit CBD-Öl und ätherischem Hanföl versetzen.

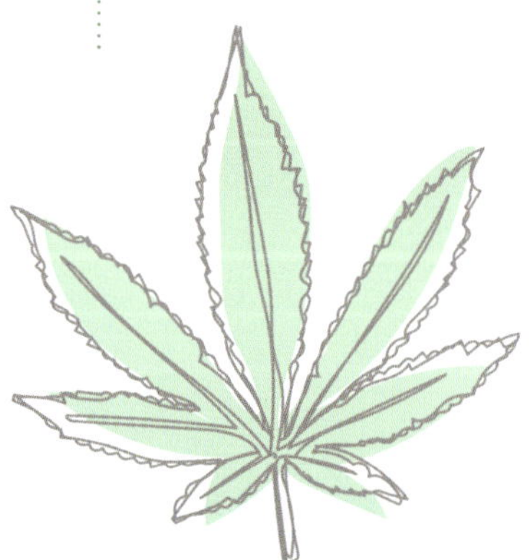

Hanfzucker

Zutaten:

1 Handvoll getrocknete CBD-Nutzhanfblüten, im Backofen aktiviert
250 g Zucker

Zubereitung:

Blüten im Mörser oder in einer Kaffee- oder Gewürzmühle mit Zucker verreiben. Zum Trocknen auf ein Backblech legen und anschließend in Behälter abfüllen.

TIPP: Zum Trocknen die Blüten für etwa 3 Tage auf einem Backblech oder Geschirrtuch aufbreiten.

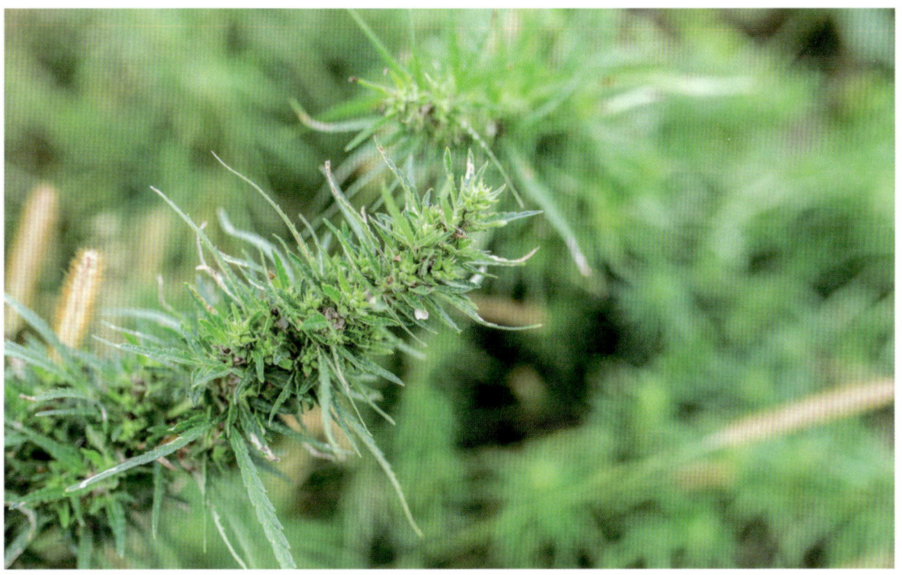

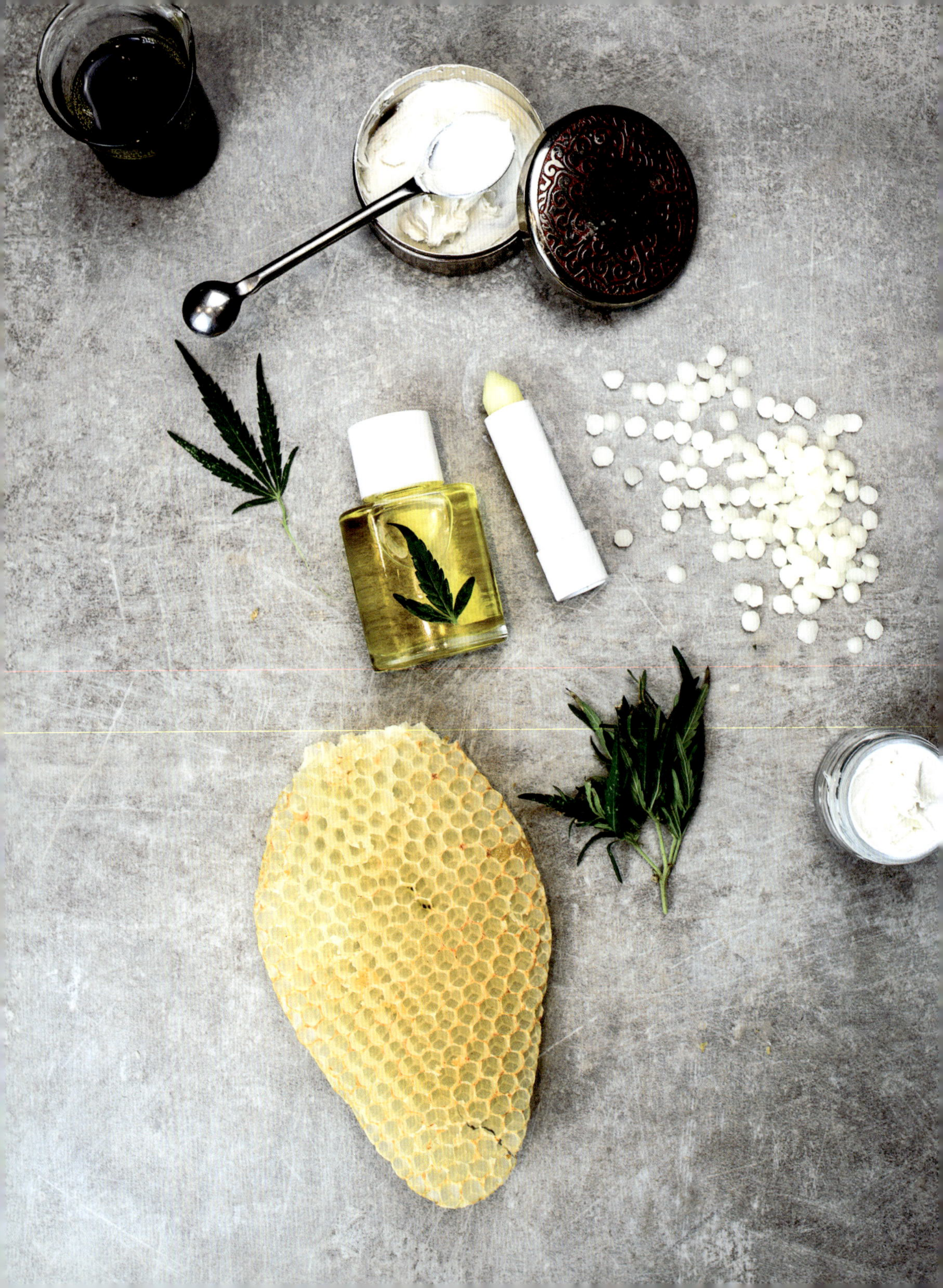

CBD-KOSMETIKREZEPTE

FÜR DIE EIGENANWENDUNG

Die Anwendung von Kosmetikprodukten mit Zutaten aus Hanf ist sowohl angenehm als auch legal – der Verkauf von Kosmetika auf Basis von Hanfprodukten unterliegt allerdings den jeweiligen regionalen Regelungen.

Nutzhanf-Salbe

Zutaten:

90 g Hanföl
2 g CBD-Nutzhanfblüten
10 g Bienenwachs
10 g Honig

Zubereitung:

Das Hanföl erwärmen und die zerkleinerten CBD-Blüten darin 60 Minuten lang aktivieren. Die Blüten entfernen und im Ölauszug das Bienenwachs schmelzen. Unter Rühren abkühlen lassen, den Honig einrühren und die Salbe sauber in kleine Dosen abfüllen.

Anwendung: Die Hanfsalbe fühlt sich auf trockener Haut angenehm an.

Lippenbalsam

Zutaten:

10 g Sonnenblumenöl
20 g Hanföl
7,5 g Sheabutter
10 g Kakaobutter
20 g Bienenwachs
8 Tropfen ätherisches Öl (nach Belieben, z. B. Melissen- oder Teebaumöl für eine virushemmende Wirkung gegen Herpes)

Zubereitung:

Die Öle gemeinsam erwärmen und Sheabutter, Kakaobutter und Bienenwachs darin schmelzen. Vor dem Abfüllen das ätherische Öl hinzufügen. In Lippenstifthülsen oder kleine Dosen abfüllen.

Terpenhaltiges Hanfblüten-Gesichtswasser

Zutaten:
1–2 g getrocknete CBD-Nutzhanfblüten
Wasser

Zubereitung:
In einen sauberen Mini-Espressokocher unten Wasser einfüllen und die getrockneten Hanfblüten zerkleinert und leicht gepresst in das Sieb in der Mitte, das für Kaffee gedacht ist, einfüllen. Auf dem Herd erhitzen, bis das Wasser kocht und sich das Hydrolat (Gesichtswasser) oben im Espressoaufsatz sammelt (= Dampf-Wasser-Extraktion). Hydrolat entnehmen und im Kühlschrank bis zu 1 Woche lagern.

Anwendung: Mit dieser einfachen Herstellung erhält man ein pflegendes Hydrolat, das nach der Gesichtsreinigung auf die Haut aufgetragen werden kann. Es sollte in die Haut einziehen, bevor eine Creme aufgetragen wird. Im Hydrolat sind vor allem Terpene enthalten, aber wenige Cannabinoide, da diese nicht wasserlöslich, sondern fettlöslich sind.

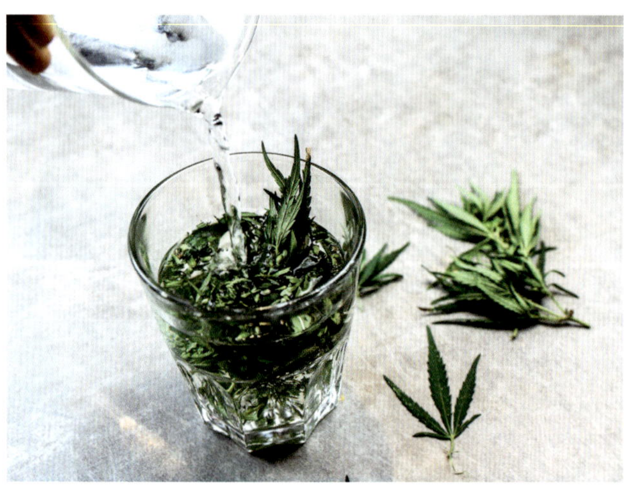

Hanf-Schüttellotion

Zutaten:

15 ml Hanföl
10–20 Tropfen CBD-Öl
15 ml Hanfblütenhydrolat (Herstellung siehe Rezept „Terpenhaltiges Hanfblüten-Gesichtswasser, S. 82)

Zubereitung:
Das Hanföl mit dem CBD-Öl vermengen und in eine 30-ml-Sprühflasche füllen, das Hanfblütenhydrolat ebenso in die Flasche füllen. Nach kurzer Zeit setzt sich Öl vom Wasser ab.

Anwendung: Schüttellotionen werden vor der Anwendung geschüttelt und dann direkt auf die Haut gesprüht und verrieben. Sie sind im Kühlschrank etwa 4 Wochen lang haltbar und fühlen sich auf der Haut sehr gut an – frisch und gleichzeitig nährend.

Intimpflegebalsam

Zutaten:

2 g getrocknete CBD-Nutzhanfblüten
100 g Nachtkerzenöl
20 g Bienenwachs
Je 10 Tropfen ätherisches Lavendel- und Schafgarbenöl

Zubereitung:
Die CBD-Blüten zerkleinern und 1 Stunde lang bei 80–100° C im Nachtkerzenöl erwärmen. Das Bienenwachs darin schmelzen. Das ätherische Öl hinzufügen und den Balsam in kleine Dosen abfüllen.

Anwendung: Die enthaltenen ätherischen Öle wirken entzündungshemmend und CBD kann Regelschmerzen lindern. Vorsicht: Ölige Cremes im Intimbereich können die Reißfestigkeit von Kondomen beeinträchtigen.

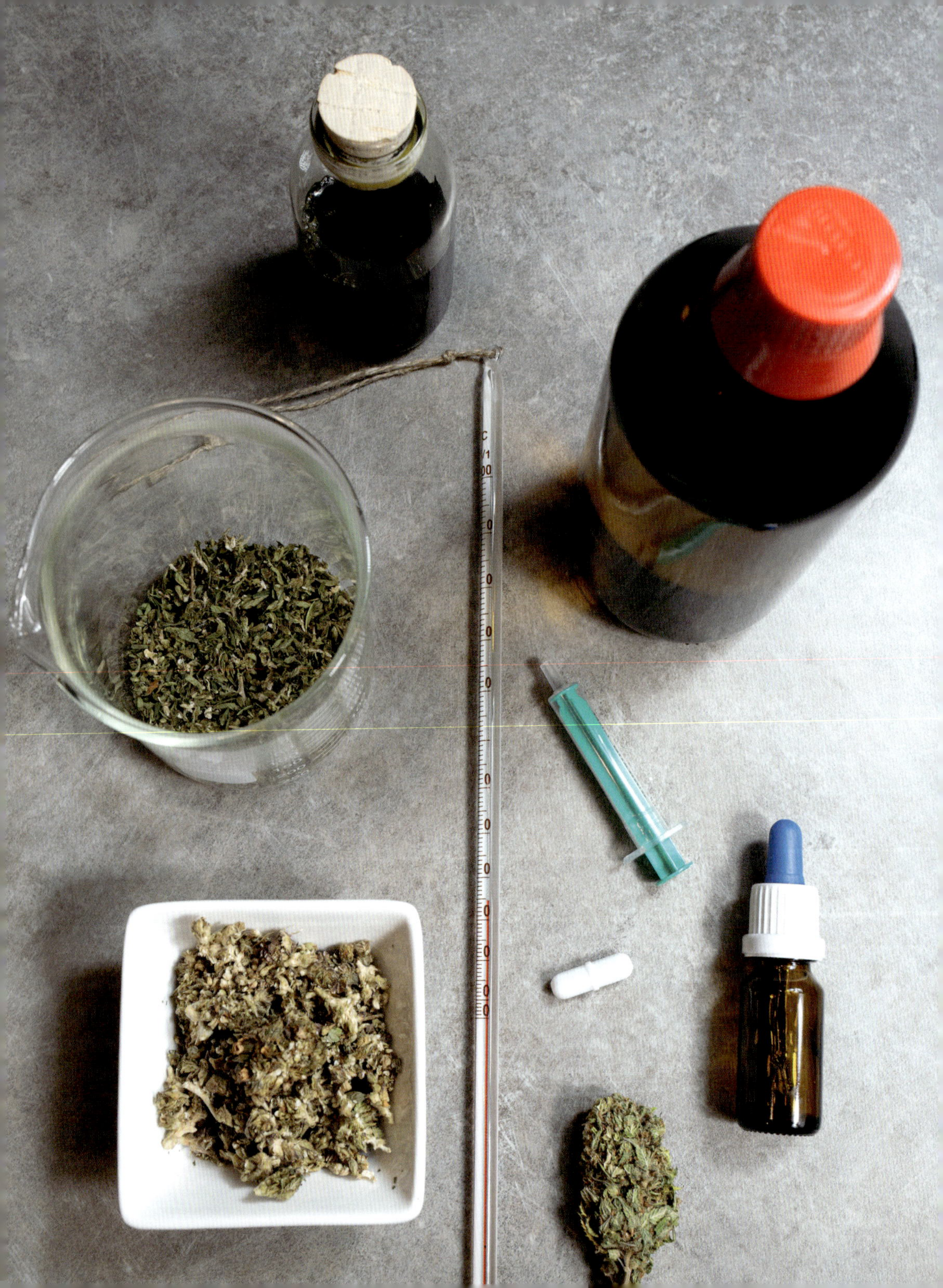

HINTERGRUND: RECHTLICHE SITUATION

Rechtlich wird zwischen der medizinischen Anwendung von Hanfprodukten auf der einen Seite und Freizeitkonsum („recreational market") auf der anderen Seite unterschieden. **THC gilt als Suchtmittel** und in Österreich ist der Besitz und Verkauf von Hanf, der mehr als 0,3 % THC enthält, verboten (in Deutschland sind es 0,2 %).

CBD als Reinsubstanz gilt nicht als Suchtmittel und kann legal gekauft und konsumiert werden, CBD-Produkte sind aber noch nicht eindeutig von der EU klassifiziert. Im Dezember 2020 hat die EU-Kommission beschlossen, CBD als Nahrungsmittel (und nicht mehr als Betäubungsmittel) zu betrachten. Auch die Weltgesundheitsorganisation und die UN-Suchtstoffkommission haben Cannabis von der Liste der gefährlichsten Drogen genommen.

ARZNEIMITTEL

In Bezug auf CBD-Produkte wird aus arzneimittelrechtlicher Sicht grundsätzlich zwischen Funktionsarzneimitteln und Präsentationsarzneimitteln unterschieden. Diese Unterscheidung basiert auf dem Arzneimittelrecht (AMG) sowie auf der dem Arzneimittelrecht zugrunde liegenden Richtlinie 2001/83/EG.

Auf Basis der EUGH-Judikatur werden **Funktionsarzneimittel** so beschrieben: Ein Funktionsarzneimittel beeinflusst signifikant menschliche physiologische Funktionen durch eine pharmakologische Wirkung in Verbindung mit der Vorbeugung oder Heilung einer Krankheit bzw. hat einen medizinisch-therapeutischen Nutzen. Die therapeutische Wirksamkeit muss wissenschaftlich nachzuweisen sein.

Die Einstufung von CBD-Produkten als **Präsentationsarzneimittel** erfolgt unabhängig von der Einstufung als Funktionsarzneimittel. Präsentationsarzneimittel nehmen Bezug auf krankheitsbezogene Aussagen, sie präsentieren sozusagen Wirkungen.

Das Bundesamt für Sicherheit im Gesundheitswesen (BASG) betrachtet **CBD-haltige Produkte als Präsentationsarzneimittel.** Sie sind Mittel, die mit Eigenschaften zur Heilung, zur Linderung oder zur Verhütung menschlicher und tierischer Krankheiten oder krankhafter Beschwerden beschrieben werden. Wenn Produkte also auch nur den Anschein erwecken, als hätten sie Heilwirkungen, indem in Texten oder Bildern Heilung suggeriert wird, schaltet sich die Gesundheitsbehörde ein, denn das ist nicht erlaubt.

Die zugelassenen und registrierten Arzneispezialitäten werden im **Arzneispezialitätenregister** auf der Homepage des Bundesamtes für Sicherheit im Gesundheitswesen (BASG) angeführt. Sativex® ist ein derzeit in Österreich zugelassenes Arzneimittel, welches Cannabis-Wirkstoffe enthält. In diesem Arzneimittel sind zwei Extrakte enthalten: Einer stammt von einer THC-reichen Cannabis-Sorte, der zweite von einer CBD-reichen Sorte. Dieses Arzneimittel ist bei Multipler Sklerose bei PatientInnen mit krampfartigen Symptomen zugelassen.

THC in Reinsubstanz wird Dronabinol genannt. Es kann als sogenannte **magistrale Verschreibung** an PatientInnen abgegeben werden. Das bedeutet, dass das Arzneimittel jeweils individuell direkt in der Apotheke zubereitet wird. Über ein Suchtgiftrezept können ÄrztInnen eine solche magistrale Zubereitung anordnen.

LEBENSMITTEL

In der EU dürfen legale Nutzhanfsorten mit einem **THC-Gehalt von unter 0,2 %** (in Österreich 0,3 %), welche nicht unter das Suchtmittelgesetz und die entsprechende Verordnung fallen, für die eigene Lebensmittelerzeugung verwendet werden.

Am Ende der Blütezeit wird der Faserhanf auf den THC-Gehalt untersucht. Der Grenzwert von 0,2 % wird oft herangezogen, um die Sicherheit und Unbedenklichkeit in Bezug auf die Gesundheit zu dokumentieren.

Die EFSA (Europäische Lebensmittelsicherheitsbehörde) hat eine Risikobewertung für THC in Lebensmitteln durchgeführt. Bei einer täglichen Aufnahme aus Lebensmitteln bis zu einem **Höchstwert von 1 µg THC/kg Körpergewicht** sind nach ihrer Bewertung keine gesundheitlichen Beeinträchtigungen zu erwarten. Dieser

Höchstwert wurde auch in einer Empfehlung der EU-Kommission bestätigt ((EU) 2016/2115).

Die THC-Höchstgehalte für die einzelnen Lebensmittelgruppen sind von der Verzehrmenge der Lebensmittel abhängig. Eine individuelle Risikobewertung ist durchzuführen, wenn keine dementsprechenden Grenzwerte festgelegt wurden. Die Verkehrsfähigkeit der Lebensmittel wird dann mittels der Referenzdosis der EFSA und unter Berücksichtigung der Verzehrmenge festgelegt.

Cannabinoid-haltige Öle/Extrakte sind meist als **Nahrungsergänzungsmittel** auf dem Markt erhältlich, auch wenn das rechtlich derzeit eine Grauzone ist. Sie werden auch Lebensmitteln, wie zum Beispiel Kuchen oder Süßwaren, zugesetzt. Cannabinoid-haltige Extrakte, die in Lebensmitteln eingesetzt werden, gelten eigentlich als neuartige Lebensmittel („Novel Foods"). Diese fallen unter die Verordnung (EU) 2015/2283 über neuartige Lebensmittel. Novel Foods sind Lebensmittel, die vor dem 15. Mai 1997 nicht in nennenswertem Umfang in der Europäischen Union für den menschlichen Verzehr verwendet wurden. Für die Einstufung als Novel Food liegen derzeit über 50 Anträge von Herstellern vor, um aus der Grauzone der Nahrungsergänzungsmittel herauszukommen.

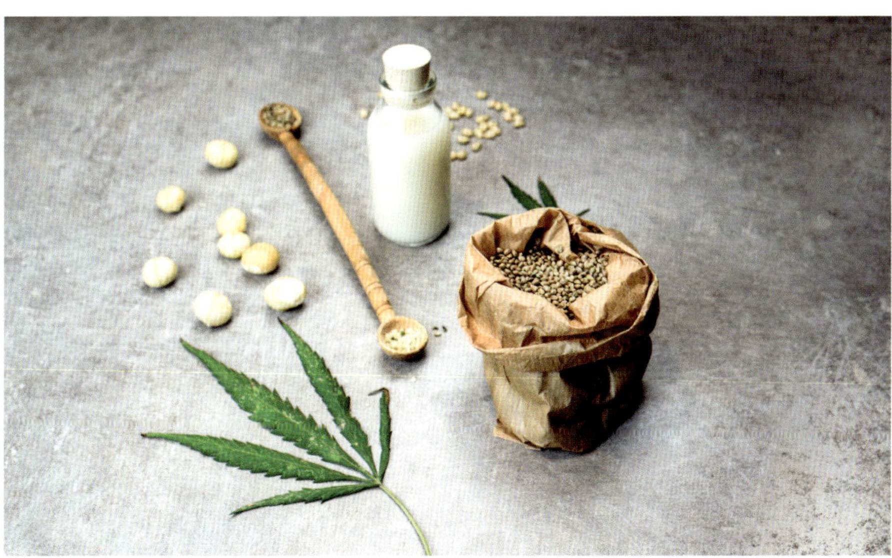

KOSMETIKA

Nutzhanf für **eigene kosmetische Zubereitungen** zu verwenden ist erlaubt. Der Verkauf von CBD-haltigen Kosmetika ist momentan aber nicht zulässig. Der Einsatz von Cannabis und daraus hergestellten Extrakten in kosmetischen Mitteln ist laut Artikel 14 der Verordnung (EG) Nr. 1223/2009 nicht gestattet. Cannabis und Extrakte daraus sind nämlich in der Liste verbotener Substanzen in Kosmetika angeführt.

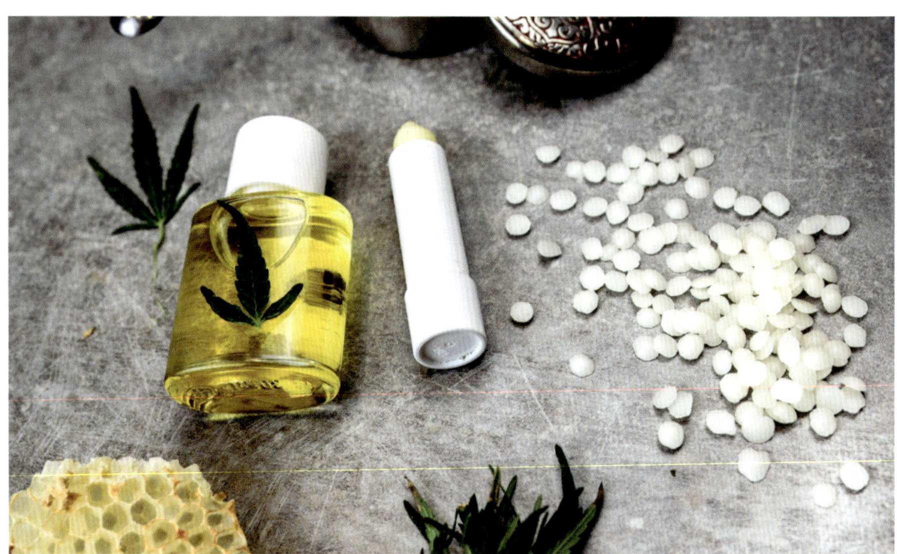

TABAK UND TABAKERZEUGNISSE

„Derzeit werden in Österreich vermehrt Tabak- und verwandte Erzeugnisse mit CBD bzw. Hanf in Form von ‚Hanfzigaretten', E-Zigaretten mit CBD-Liquids usw. in Verkehr gebracht. Das Inverkehrbringen von Tabakerzeugnissen und nikotinhältigen E-Zigaretten bzw. Liquids mit Vitaminen oder sonstigen Zusatzstoffen, die den Eindruck erwecken, dass diese Produkte einen gesundheitlichen Nutzen hätten oder geringe-

re Gesundheitsrisiken bergen, sind ausdrücklich verboten.“ (AGES-Statement vom 04. Februar 2021)

Bestimmte Zusatzstoffe können bei den KonsumentInnen den Anschein erwecken, dass der Konsum eines Tabak- oder verwandten Erzeugnisses einen gesundheitlichen Nutzen hat und weniger Risiken für die Gesundheit birgt. CBD wird eine angstlösende, Nervenzellen schützende (neuroprotektive), antipsychotische, entzündungshemmende und krampflösende Wirkung zugeschrieben, weshalb es auch in Zigarettenform den Anschein erweckt, einen gesundheitlichen Effekt für den Menschen zu haben.

„*Demnach sind Tabakerzeugnisse und nikotinhältige E-Zigaretten bzw. Liquids mit CBD (z. B. Zigaretten mit Tabak und Hanf, E-Zigaretten mit nikotinhältigen CBD-Liquid, etc.) nicht zulässig.*“ (AGES-Statement vom 04. Februar 2021)

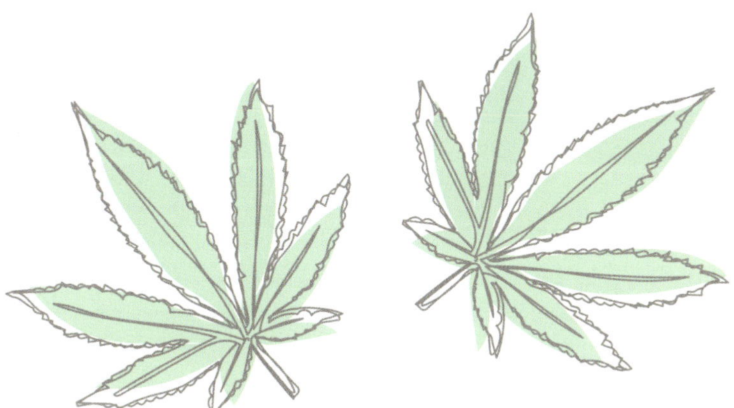

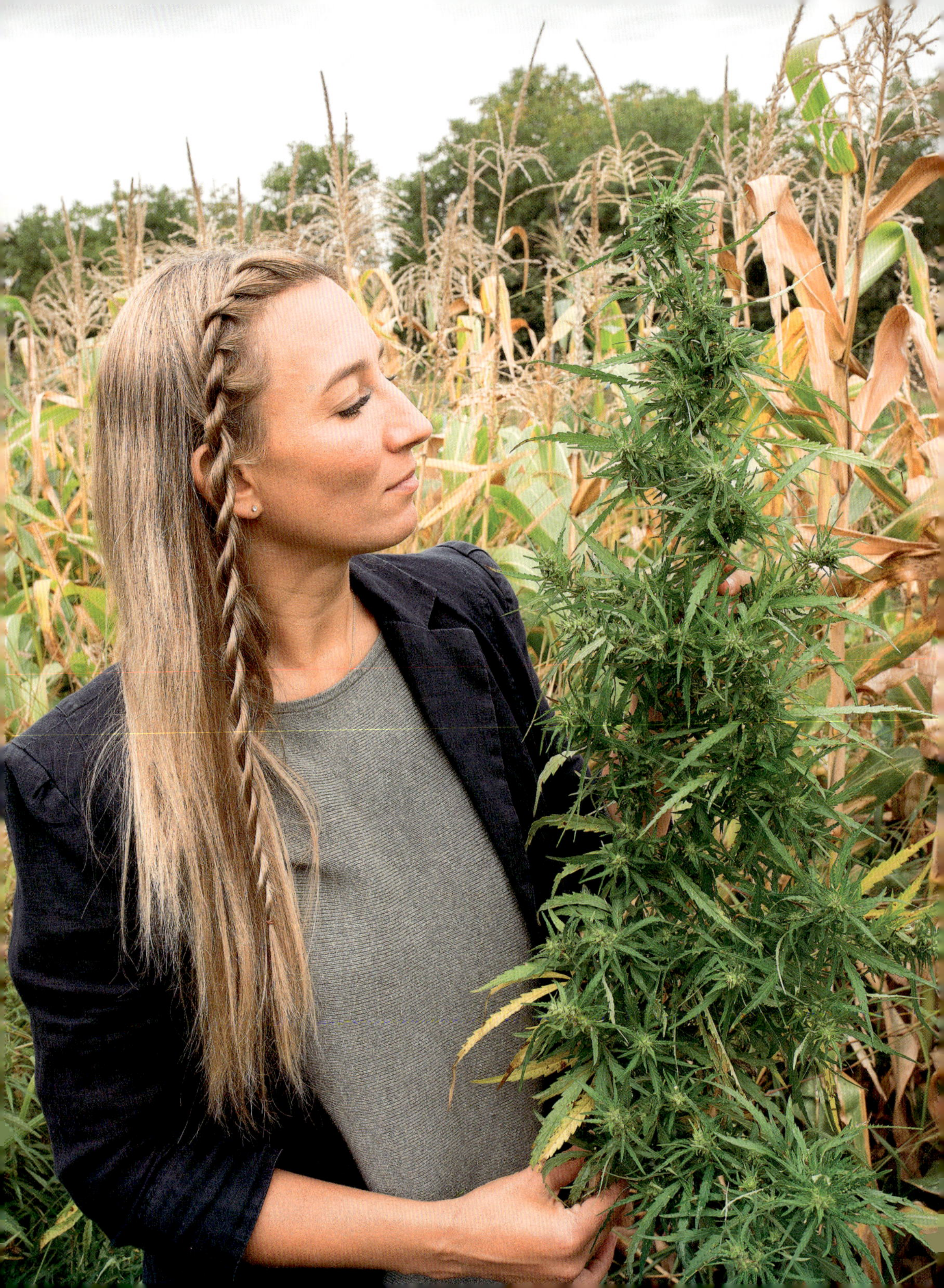

FAZIT: HANF IST MEHR ALS EIN JOINT

Zusammenfassend lässt sich sagen, dass die Hanfpflanze eine der ältesten und vielseitigsten Kultur- und Heilpflanzen ist.

Die Einsatzmöglichkeiten von Nutzhanf und CBD-haltigen Hanfprodukten reichen von Medikamenten über Lifestyle- und Freizeitprodukte bis in die eigene Küche, wo auch Hanfsamen und Hanföl die Ernährung gut ergänzen können.

CBD-Extrakte aus den Blüten, in denen sich die meisten Wirkstoffe befinden, sind physiologisch in vielfältiger Form wirksam, berauschen nicht und sind sehr gut verträglich. Aktuell gibt es die Extrakte vor allem in Form von Kapseln oder als ölige Tropfen.

Eine breitere Zulassung von CBD als Arzneimittel dürfte in der EU kurz bevorstehen, zurzeit wird es auch in der Coronavirus-Pandemie eingesetzt. PatientInnen schildern eine Besserung der Symptome und können die Krankenstation früher verlassen.

Auch in der Veterinärmedizin werden Cannabinoide und ihre Wirkungen getestet. Die Wirksamkeit konnte schon in vielen präklinischen Studien an Tieren und von vielen AnwenderInnen in der Praxis festgestellt werden.

Durch das gestiegene Interesse der Medizin werden Hanf und CBD voraussichtlich noch mehr in den Fokus der Wissenschaft rücken, weil sie nicht nur wirksam und kostengünstig sind, sondern auch geringe Nebenwirkungen zeigen.

Auch die Landwirtschaft erweitert vielerorts ihre Pflanzenzucht auf den Anbau von Nutzhanf. Dieser enthält CBD, aber nur sehr wenig berauschendes THC und darf daher in Österreich angebaut, verkauft und verwendet werden. So wird der Boden für Folgekulturen gestärkt und es werden hochwertige und regionale Hanfprodukte produziert – von der Wurzel bis zur Blüte.

QUELLEN

Adams R et al, 1940, Structure of cannabidiol, a product isolated from the marihuana extract of Minnesota wild hemp, J Am Chem Soc

Andre CM et al., 2016, Cannabis sativa: The Plant of the Thousand and One Molecules, Fontiers in plant science

Bergamaschi MM, 2011, Safety and Side Effects of Cannabidiol, Current Drug Safety

Blaas K, 2016, Cannabismedizin, New academic press

Bradley EA, 2013, Getting High on the Endocannabinoid System, Cerebrum

Bundesinstitut für Arzneimittel und Medizinprodukte (BfArM): Cannabis als Medizin

Bundesministerium für Arbeit, Soziales, Gesundheit und Konsumentenschutz, 2018, CBD Beurteilung, Geschäftszahl: BMASGK-22710/0006-IX/17/2018, www.verbrauchergesundheit.gv.at/Lebensmittel/Cannabinoid/Information_-_Hanf-_und_CBD-Produkte_%2819.10.18%29.pdf?7vjan5

Bundesministerium für Arbeit, Soziales, Gesundheit und Konsumentenschutz, 2018, CBD Erlass, Geschäftszahl: BMASGK-75100/0020-IX/B/16a/2018, www.verbrauchergesundheit.gv.at/Lebensmittel/Cannabinoid/Erledigung_Erlass_LH_BMASGK-75100_0020-IX_B_16a_2018_04.12.2.pdf?7vjan5#

Campbell CT et al., 2017, Cannabinoids in Pediatrics, J Pediatr Pharmacol Ther

Crippa CA et al., 2018, Translational Investigation of the Therapeutic Potential of Cannabidiol (CBD): Toward a New Age, Frontiers in Immunology

Darkovska M et al., 2017, Pharmacotherapeutic considerations for use of cannabinoids, Journal of Pain Research

Devinsky O, 2017, Trial of Cannabidiol for Drug-Resistant Seizures, New England Journal of Medicine

ElSohly et al., 2016, Changes in Cannabis Potency Over the Last 2 Decades (1995–2014): Analysis of Current Data in the United States, Diol Psychiatry

European Industrial Hemp Association, www.eiha.org

Fattore L, 2010, Cannabinoids Review, British Journal of Pharmacology

Grits I et al., 2020, Use of cannabidiol (CBD) for the treatment of chronic pain, Best Practice and Research Clinical Anaesthesiology

Grotenhermen F, 2005, Cannabinoids. Curr Drug Targets CNS Neurol Disord

Grotenhermen F, 2015, Hanf als Medizin, Nachtschatten

Grotenhermen F, 2016, European Industrial Hemp Association (EIHA) review on: Safety and Side Effects of Cannabidiol – A review of clinical data and relevant animal studies

Hampson AJ, 1998, Cannabidiol and (−)Δ9-tetrahydrocannabinol are neuroprotective antioxidants, Proc. Natl. Acad. Sci

Häusermann K, 2017, Cannabidiol, Pharmakon

Hinz B, 2017, Cannabis und Cannabinoide, Pharmakon

Hoch E, Friemel CM, Schneider M, 2019, Cannabis: Potenzial und Risiko, Eine wissenschaftliche Bestandsaufnahme, Springer

Iffland K, 2016, Safety and Side Effects of Cannabidiol, European Ind. Hemp Ass.

Iskedjan M, 2017, Meta-analysis of cannabis based treatments, Current Medical Research

Kim J, 2014, Chronic activation of CB2 cannabinoid receptors, The Journal of Physiology

Larsen C, Shahinas J, 2020, Dosage, Efficacy and Safety of Cannabidiol Administration in Adults: A Systematic Review of Human Trials, J Clan Med Res

Leson G, Pless P, 2004, Hanfsamen und Hanföl, Hans Huber

Liebling JP, 2020, An Analysis of Over-the-Counter Cannabidiol Products in the United Kingdom, Cannabis and Cannabinoid Research

Machado M, 2011, Safety and Side Effects of Cannabidiol, a Cannabis sativa Constituent, Current Drug Safety

McAllister et al., 2015, The Antitumor Activity of Plant-Derived Non-Psychoactive Cannabinoids, J Neuroimmune Pharmacol

Nadig A, 2018, CBD-Öl in der Tiermedizin – Pharmakologie, Anwendung und Fallbeispiele, Veterinärspiegel

Oláh A et al., 2014, Cannabidiol exerts sebostatic and antiinflammatory effects on human sebocytes, J. Clin. Invest.

O'Shaughnessey WB, 1843, On the Preparations of the Indian Hemp, or Gunjah (Cannabis indica): The Effects on the Animal System in Health, and their utility in the treatment of Tetanus and other convulsive disease. Transaction of the Medical and Physical Society of Bengal, Prof Med J Retrospect Med Sci

O'Sullivan SE, Kendall DA, 2010, Cannabinoid activation of peroxisome proliferator-activated receptors: potential for modulation of inflammatory disease, Immunobiology

Pauli CS, 2020, Cannabidiol Drugs Clinical Trial Outcomes and Adverse Effects, Frontiers in Pharmacology

Pavlovic R et al., 2020, Quality Traits of "Cannabidiol Oils": Cannabinoids Content, Terpene Fingerprint and Oxidation Stability of European Commercially Available Preparations, Molecules

Pisanti S et al., 2017, Cannabidiol: State of the art and new challenges for therapeutic applications, Pharmacology und Therapeutics

Rößler T, 2021, Einfluss des Standortes und der Sorte auf den Samen und Restpflanzenertrag bei Hanf, Masterarbeit, Universität für Bodenkultur Wien

Scharf EL, 2017, Cannabidiol for Stroke Prevention, Cannabis Research

Schierle S, 2017, Struktur und Funktion des Cannabinoidrezeptors CB1, Pharmakon

Stiftung Warentest 2021, Produkte mit Hanf

Stopsack, KH et al., 2020, TMPRSS2 and COVID-19: Serendipity or opportunity for intervention? Cancer Discov.

Sumner Burstein, 2015, Cannabidiol (CBD) and its analogs: a review of their effects on inflammation, Bioorganic und Medicinal Chemistry

Wang B, 2020, In Search of Preventative Strategies: Novel Anti-Inflammatory High-CBD Cannabis Sativa Extracts Modulate ACE2 Expression in COVID-19 Gateway Tissues

Wang B et al., 2020, In search of preventative strategies: Novel anti- inflammatory high-CBD Cannabis sativa extracts modulate ACE2 expression in COVID-19 gateway tissues, Aging

WHO, 2017, Cannabidiol, Pre-review Report, Expert Committee on drug dependence

World Health Organization, 2017, Cannabidiol (CBD) Pre-Review Report Agenda Item 5.2, Expert Committee on Drug Dependence, 39th meeting, WHO

www.ages.at/service/sie-fragen-wir-antworten/hanf/

www.efsa.europa.eu/en/efsajournal/pub/4141

www.ec.europa.eu/food/safety/novel_food/catalogue/search/public/index.cfm?ascii=Cannabinoids#

www.health.harvard.edu/blog/cbd-for-chronic-pain-the-science-doesnt-match-the-marketing-2020092321003

www.medienportal.univie.ac.at/presse/aktuelle-pressemeldungen/detailansicht/artikel/cannabis-positive-medizinische-wirkung-durch-klinische-studien-bestaetigt

Zoller A, Nordwig H, 2012, Heilpflanzen der ayurvedischen Medizin, Narayana

Zuardi AW, 2012, A critical review of the antipsychotic effects of cannabidiol, Current Pharmaceutical Design

HINWEIS FÜR INTERESSIERTE

Dieses Buch bezieht die Informationen aus der Fachliteratur, den aktuellen Ergebnissen aus der Wissenschaft und der Rechtslage zum Zeitpunkt der Publikation.

Als Bezugsquelle für Hanf- und CBD-Produkte sind vor allem biologische Hersteller zu empfehlen, die zudem genaue Angaben zur CBD-Konzentration liefern. So lässt sich die bestmögliche Produktqualität erzielen.
